Houda Romdhane
Linda Khefacha
Rihem Mezrigui

Anemias hemolíticas auto-imunes em crianças

Houda Romdhane
Linda Khefacha
Rihem Mezrigui

Anemias hemolíticas auto-imunes em crianças

Mistérios e desafios

ScienciaScripts

Imprint

Any brand names and product names mentioned in this book are subject to trademark, brand or patent protection and are trademarks or registered trademarks of their respective holders. The use of brand names, product names, common names, trade names, product descriptions etc. even without a particular marking in this work is in no way to be construed to mean that such names may be regarded as unrestricted in respect of trademark and brand protection legislation and could thus be used by anyone.

Cover image: www.ingimage.com

This book is a translation from the original published under ISBN 978-620-2-26587-4.

Publisher:
Sciencia Scripts
is a trademark of
Dodo Books Indian Ocean Ltd. and OmniScriptum S.R.L publishing group

120 High Road, East Finchley, London, N2 9ED, United Kingdom
Str. Armeneasca 28/1, office 1, Chisinau MD-2012, Republic of Moldova, Europe
Managing Directors: Ieva Konstantinova, Victoria Ursu
info@omniscriptum.com

Printed at: see last page
ISBN: 978-620-2-71332-0

Índice

Introdução

A anemia hemolítica autoimune (AHAI) é a condição patológica causada pela ligação de anticorpos (AAs) dirigidos contra auto-antigénios expressos na superfície dos glóbulos vermelhos (RBCs). Estes anticorpos são responsáveis pela destruição prematura dos glóbulos vermelhos, resultando em anemia de gravidade variável [1].

A AHAI é conhecida por ser uma causa relativamente rara de anemia, mas é a forma mais comum de hemólise extracorporal adquirida em crianças [2].

Os mecanismos de hemólise diferem para os diferentes tipos de AHAI, dependendo da classe, subclasse e capacidade do auto-anticorpo (AAC) para ativar o complemento [3].

O diagnóstico de um AHAI implica não só a demonstração de uma anemia de graus variáveis, secundária a uma redução do tempo de vida dos glóbulos vermelhos (hemólise), mas também a presença de AAC [1] .

A expressão clínica desta patologia torna-a uma entidade particularmente heterogénea, variando entre formas progressivas totalmente compensadas e formas com um início rápido e um prognóstico de risco de vida [4].

A sua história está entrelaçada com a da hemoglobinúria paroxística pelo frio (PCH). De facto, a primeira descrição de uma doença autoimune mediada por AACs foi feita por Donath e Landsteiner em 1904, sendo estes AACs responsáveis pela hemoglobinúria paroxística pelo frio [3].

Em 1938, foi definitivamente estabelecida a existência de anemias hemolíticas adquiridas envolvendo uma AAC.

Um importante avanço diagnóstico, essencial para a elucidação da fisiopatologia da AHAI, ocorreu em 1945 com a descrição do teste de antiglobulina por Coombs, Mourant e Race. Desde então, nas duas décadas que se seguiram aos anos 50, foram feitos grandes progressos nos meios de diagnóstico, hipóteses etiológicas, patogénese e novos procedimentos terapêuticos para a AHAI [3].

Nos últimos anos, novos estudos levaram a uma clara melhoria do conhecimento científico sobre esta doença, particularmente em termos de imuno-hematologia e aspectos clínicos. Foram registadas numerosas associações patológicas, mas raramente foi estabelecida uma relação causa-efeito. As abordagens terapêuticas, que constituem um grande desafio, continuam a depender largamente de abordagens etiológicas que são frequentemente difíceis de estabelecer.

Neste trabalho, baseado num estudo retrospetivo de 17 casos de AHAI, diagnosticados no serviço de pediatria do hospital universitário Farhat Hached em Sousse, o nosso objetivo foi :

- ❖ Estudar o perfil epidemiológico das IACS nas crianças
- ❖ Estudar o perfil clínico-biológico e etiológico desta patologia
- ❖ Apresentar as modalidades terapêuticas actuais
- ❖ Analisar a evolução da doença.

1. Bibliografia

1.1. Etiopatologia

As doenças auto-imunes têm uma variedade de mecanismos fisiopatológicos que envolvem a interação de factores genéticos e ambientais. Apesar da acumulação de numerosos dados observacionais, alguns dos quais são altamente sugestivos, os padrões propostos para o início da CAA permanecem relativamente hipotéticos [5,6].
Foram referidos vários factores envolvidos na autoimunização.

1.1.1. Predisposição genética

A predisposição genética é um fator essencial no desenvolvimento de doenças auto-imunes, incluindo a AHAI. Estudos genéticos efectuados em modelos animais de doenças auto-imunes mostraram que existem pelo menos 25 genes que podem contribuir para uma determinada suscetibilidade a doenças auto-imunes. Estes genes codificam principalmente proteínas do complexo principal de histocompatibilidade (MHC) de classe I e de classe II, citocinas, receptores de citocinas e proteínas envolvidas na regulação da resposta imunitária e na apoptose. Este facto é apoiado pela existência de formas familiares em alguns doentes com AHAI [5-7].

1.1.2. Desregulação do sistema imunitário

Numerosas observações, particularmente em IACS prolongadas ou crónicas, apoiam a hipótese de um distúrbio imunitário central, com múltiplos determinantes, na origem do aparecimento de AAC sem a intervenção ativa dos glóbulos vermelhos. As frequentes alterações na natureza e especificidade das AAC durante o curso da doença são pistas que praticamente excluem a responsabilidade direta ou indireta das hemácias como agente indutor da autoimunização [6].

1.1.2.1. Deficiência de células T supressoras

A perda das funções supressoras dos linfócitos T em relação aos linfócitos B é uma hipótese de trabalho que já foi documentada em humanos na síndrome lúpica, que é muito semelhante à AHAI idiopática [6].

Nos seres humanos, existem muito poucos dados disponíveis sobre o papel potencial dos linfócitos T reguladores na AHAI. Estudos realizados por Hall et al. demonstraram que, no sangue periférico de doentes com AHAI, existem células T reguladoras específicas de auto-antigénios do sistema Rhesus (RH) capazes de inibir a resposta imunitária de células T efectoras Th1 in vitro através de um mecanismo dependente da interleucina 10 (IL-10) [8].

Mais recentemente, Ahmad et al. mostraram uma diminuição significativa do nível de linfócitos T reguladores (4,63% em comparação com 9,76%) em doentes com AHAI em comparação com dadores saudáveis [9].

1.1.2.2. Ativação policlonal de linfócitos B

É provável que a ativação policlonal das células B e T desempenhe um papel na indução de AHAI.

Em doentes com AHAI "quente", em comparação com indivíduos saudáveis, existe um desequilíbrio no balanço th1/th2 dos linfócitos T CD4+ "*helper*". Verifica-se um aumento da proporção de células Th2 e da expressão da interleucina 4 (IL-4) e da IL-10, e uma diminuição da expressão do interferão-y e da IL-12. Este "perfil de células Th2" favorece a indução e a proliferação de células B auto-reactivas [1, 9, 10].

1.1.2.3.   Ausência de apoptose dependente de Fas

Um defeito na apoptose dos linfócitos secundário a uma mutação no gene que codifica o recetor de morte Fas pode induzir a síndrome linfoproliferativa autoimune (ALPS) nos seres humanos [11]. As manifestações auto-imunes mais frequentes neste contexto nosológico são principalmente hematológicas: anemia hemolítica, trombocitopenia, neutropenia. Esta síndrome é caracterizada por :

- Síndrome linfoproliferativa não maligna (esplenomegalia, adenopatia)
- Manifestações auto-imunes.
- Uma expansão de uma população normal mas rara de linfócitos circulantes ou tecidulares (linfócitos T duplamente negativos).
- Resistência in vitro à apoptose em cultura de linfócitos T e B.

Foram identificadas várias mutações constitucionais heterozigóticas no gene Fas em crianças com APS.

A interação do recetor Fas com o seu ligando Fas L (ligando Fas) induz a apoptose ou morte celular programada. O Fas (CD95) é uma glicoproteína transmembranar do tipo I pertencente à superfamília dos receptores do TNF (*Fator de Necrose Tumoral*). Desempenha um papel fundamental na homeostasia dos linfócitos T e B. O papel importante desta via apoptótica foi demonstrado in vivo em modelos de ratinhos [7].

1.1.3. Alteração da membrana eritrocitária: papel do autoantigénio

Alguns AHAIs caracterizam-se por uma redução significativa da expressão de determinados antigénios eritrocitários. O restabelecimento da expressão normal dos antigénios é seguido pelo desaparecimento dos AAC.

Nos animais, os AAC podem ser produzidos após a injeção de hemácias autólogas alteradas por aquecimento ou formalina. Foram produzidas aglutininas anti-I a frio em coelhos após a injeção de hemácias humanas previamente incubadas na presença de *Mycoplasma pneumoniae.*

O aparecimento, sob o efeito de certas enzimas bacterianas, de cripto-antigénios T ou Tn é uma situação particular em que os anticorpos anti-T ou anti-Tn, normalmente presentes no plasma humano, podem reagir com hemácias autólogas modificadas desta forma, levando à sua destruição prematura [6].

Em crianças, foi demonstrada uma hiperexpressão significativa de CD99 (marcadores de membrana de hemácias). A sobre-expressão desta molécula de adesão pode estar envolvida no aumento do contacto leucócito-RG-plaquetas que precede a destruição dos glóbulos vermelhos e das plaquetas [12].

1.1.4. Resposta imunitária normal e reatividade cruzada

A hipótese de um certo parentesco estrutural entre os antigénios da membrana das hemácias e os dos agressores externos é também um dos mecanismos pelos quais são induzidos os AAC anti-eritrocitários.

A imunização de coelhos com *Lysteria monocytogenes* provoca o aparecimento transitório de aglutininas a frio anti-eritrocitárias que, in vitro, reconhecem o organismo imunizante. Do mesmo modo, em ratos (I negativo), a infeção com *Mycoplasma pneumoniae* provoca o aparecimento de aglutininas a frio anti-I. Além disso, o anti-I associado à infeção por *Mycoplasma pneumoniae* pode ser inibido por um lipo-polissacárido extraído do germe. Foi igualmente demonstrado que a hemolisina bifásica pode ser inibida tanto pelo globosídeo P como pelo glicolípido *de Forssmann*, que tem uma estrutura química muito semelhante [6].

1.2. Fisiopatologia

A destruição dos glóbulos vermelhos in vivo envolve múltiplos parâmetros. Alguns estão relacionados com o par antigénio-anticorpo (Ag-AC), enquanto outros dizem respeito ao ambiente sistémico, como o funcionamento do sistema complementar ou a capacidade de purificação do sistema reticuloendotelial. A multiplicidade destes parâmetros explica facilmente porque é que nem todos os AAC são hemolíticos e porque é que a equação AAC = AHAI não é demasiado simplista [6].

1.2.1. Hemólise dependente do complemento por ativação de C1 até C9

Na AHAI "fria", a sensibilização das hemácias à ação do complemento pode levar à sua destruição. Este facto é explicado pela ativação da via clássica do complemento que leva à formação do complexo de ataque à membrana (C5, C6, C7, C8 e C9), resultando na lise celular e na libertação de constituintes dos hematócitos (essencialmente hemoglobina) para a corrente sanguínea, com hemoglobinémia, hemoglobinúria e diminuição da haptoglobina[13, 14].

A hemólise intravascular é normalmente um acontecimento agudo. Os AAC anti-eritrocitários responsáveis por esta hemólise são imunoglobulinas (Ig) fixadoras do complemento que hemolisam fortemente in vitro e in vivo. Trata-se das hemolisinas bifásicas de Donath Landsteiner (HBDL) (IgG "fria") ou de determinadas IgM "frias", bem como das IgM "quentes", muito raras, responsáveis pela hemólise intravascular, que é frequentemente muito grave. A doença da aglutinina fria (DAC) e a HPF são dois exemplos comuns desta hemólise. No entanto, outros estudos sugerem que o principal mecanismo de hemólise na DAC é o sequestro hepático de hemácias sensibilizadas pelas fracções C3b do complemento [6, 15, 16].

A destruição de glóbulos vermelhos na circulação é relativamente rara. As proteínas reguladoras do complemento podem inibir a ativação da cascata do complemento (C5 a C9), caso em que não ocorre hemólise dos eritrócitos sensibilizados pelo complemento [17].

1.2.2. Eritrofagocitose dependente do complemento

A ativação do complemento pela via alternativa pode levar ao reconhecimento de C3b, expresso na superfície da hemácia, pelo recetor de C3b expresso por várias células, incluindo macrófagos. A hemácia pode então ser capturada e fagocitada. Este mecanismo de eritrofagocitose ocorre principalmente no fígado, envolvendo as células de Küpfer e resultando no quadro clínico de hemólise extravascular. Os AACs envolvidos são, na maioria das vezes, IgG ou IgM fixadores de complemento [13, 16].

A conversão intra-hepática de C3b é responsável pela deposição de C3d nos eritrócitos sobreviventes, que são libertados para a circulação sistémica (Figura 1). A fração C3d é, portanto, o indicador da sensibilização das hemácias à ação do complemento. É esta molécula que é reconhecida pelas antiglobulinas anti-complemento utilizadas no teste direto de Coombs (DCT). A formação de C3d na superfície das hemácias conduz aos seguintes fenómenos:

> ➢ A deformabilidade das hemácias volta ao normal, eliminando assim um dos factores que favorecia a fagocitose, ou seja, a sua rigidez adquirida.

> ➢ A incapacidade das hemácias de se ligarem a outras moléculas C3, o que as retira da ação lítica do sempre presente AAC [6, 13, 16].

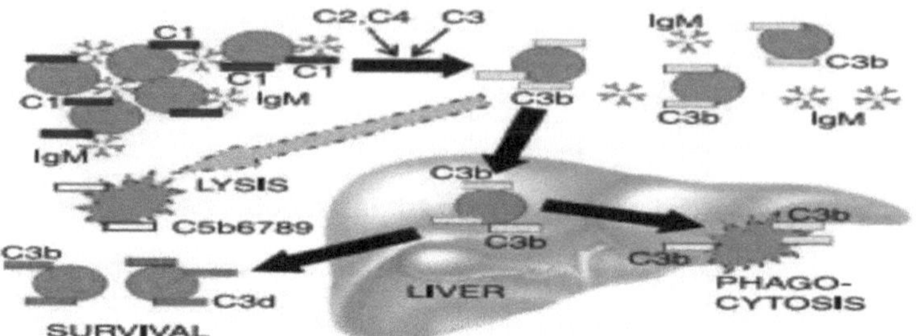

Figura 1: Eritrofagocitose dependente do complemento pelas células de Küpfer do fígado em AHAI "fria" [16].

1.2.3. Eritrofagocitose dependente de IgG

No caso dos AAC "quentes", como a Ig está ligada à superfície dos eritrócitos pelos seus fragmentos Fab, os seus fragmentos Fc podem ser reconhecidos pelo recetor para o fragmento Fc da IgG, particularmente as subclasses IGg3 e IgG1 expressas por várias células, incluindo os macrófagos, levando à fagocitose dos eritrócitos. Isto explica o papel hemolítico da IgG3 e, em menor grau, da IgG1, enquanto os AACs IgG2 e IgG4 quase não têm efeito hemolítico [18].

A maioria dos fenómenos de sequestro de hemácias na AHAI "quente" ocorre no baço, expressando um quadro de hemólise extravascular, enquanto o aprisionamento hepático de hemácias ocorre para hemácias sensibilizadas por grandes quantidades de IgG ou quando frações do complemento estão presentes na sua superfície [1, 18].

A eritrofagocitose pode ser parcial, com o fragmento de hematócito que não é fagocitado a assumir o aspeto de um esferócito, que por sua vez será sequestrado e fagocitado no baço. A esferocitose é frequentemente diagnosticada na AHAI. O grau de esferocitose é proporcional à gravidade da hemólise. Em princípio, o mecanismo de hemólise influencia a eficácia do tratamento proposto, em particular a esplenectomia. Os receptores do complemento e o fragmento Fc da IgG são abordagens interessantes para a fisiopatologia e, consequentemente, para o possível potencial terapêutico da AHAI.

Atualmente, não existe um teste fiável para caraterizar o grau de responsabilidade in vivo de um AAC anti-eritrocitário na destruição de hemácias, porque a ocorrência de hemólise depende de múltiplos factores:

> Quantidade de CA fixada: especificidade, temperatura
> Quantidade de complemento fixo
> Número de receptores para Fc, para C3b
> Afinidade AAC
> Tipo de IgG fixado (IgG1, IgG3) [13, 15, 17].

1.2.3. Citotoxicidade dependente de anticorpos

A ADDC *(citotoxicidade celulur dependente de anticorpos)* também pode ser outra forma de destruição dos glóbulos vermelhos por linfócitos "assassinos", como as células NK *(Natural Killer)*. Estas células podem destruir glóbulos vermelhos revestidos com anticorpos do tipo IgG (AC), para cuja porção Fc possuem receptores, mesmo na ausência de complemento. Este mecanismo não requer grandes quantidades de ACs, mas a integridade do seu fragmento Fc [6, 9].

1.2.4. Caso especial de AHAI IgA

O mecanismo da hemólise na AHAI IgA é pouco conhecido. Booth et al. demonstraram que a alo-IgA não activava o complemento, mas mais tarde Sokol et al. detectaram fracções de complemento ligadas à membrana eritrocitária, aparentemente activando a via alternativa. A hemólise também pode ser mediada por monócitos que expressam receptores específicos para o fragmento Fc da IgA. O alvo antigénico é a proteína da banda 3, que já foi descrita em crianças pequenas. Esta proteína está massivamente presente na superfície das hemácias [20].

1.2.5. Caso especial de AHAI induzido por medicamentos (AHAIM)

Os mecanismos diferem geralmente de um fármaco para outro, mas podem existir vários para o mesmo composto. São geralmente propostos três mecanismos:

> O mecanismo do hapteno, no qual os ACs reagem com o único fármaco adsorvido na membrana das hemácias. Diz-se então que os ACs são dependentes do fármaco, e a deteção in vitro requer a presença da molécula. Neste caso, a identificação do AC no plasma do doente requer que este seja posto em contacto com uma solução de hemácias previamente sensibilizadas por incubação com a molécula agressora. Os principais fármacos que induzem este mecanismo são a penicilina e as cefalosporinas.

> Mecanismo de imunocomplexos, em que os anticorpos se ligam a parte do fármaco e à proteína da membrana das hemácias. Estes ACs são também conhecidos como dependentes do fármaco, mas a sua deteção exige que o plasma seja posto em contacto com uma solução do fármaco no seu estado livre e com hemácias não sensibilizadas. As moléculas envolvidas são principalmente as cefalosporinas e a piperacilina.

> O mecanismo autoimune, no qual os ACs correspondem a AACs cujo alvo principal é uma proteína da membrana GR. Neste caso, as ACs são independentes do fármaco e não requerem a presença da molécula para serem detectadas. Estes AHAIM com ACs independentes do fármaco não podem ser diferenciados dos verdadeiros AHAI por serologia. Apenas o desaparecimento da anemia hemolítica, geralmente uma a duas semanas após a interrupção do fármaco, ou a negativação remota do TCD, podem excluir uma origem iatrogénica. Os medicamentos responsáveis por este mecanismo são principalmente a fludarabina e os interferões, bem como a alfa-metildopa; esta última já não é utilizada atualmente [21].

1.3. Classificações AHAI

As AHAI são um grupo de doenças extremamente heterogéneo e polimorfo. Um reflexo deste polimorfismo é a multiplicidade de classificações propostas com base em dados clínicos, serológicos e etiológicos [6].

1.3.1. Classificação imunológica

A classificação dos AHAI depende essencialmente das caraterísticas imunoquímicas, do isótipo do AAC envolvido e da temperatura óptima para a ligação do AAC ao antigénio eritrocitário in vivo. Assim, é feita uma distinção entre AHAI "quentes", "frios" e "mistos". Esta distinção é tão importante do ponto de vista clínico como biológico, uma vez que cada uma destas variedades de AHAI tem o seu próprio quadro clínico e tratamento [10, 15, 22].

1.3.1.1. AHAIs "quentes

Estes são os AHAI mais comuns, encontrados em 60-80% de todos os AHAI em adultos e em cerca de 90% dos AHAI em crianças. °Os AAC são descritos como quentes quando exercem a sua atividade hemolítica máxima a temperaturas (ótimo térmico) entre 35 T e 40 C. São predominantemente IgG. A IgG1 é muito mais comum do que a IgG2, IgG3 e IgG4. O revestimento dos eritrócitos é constituído por :

- IgG em 20 a 60% dos casos
- IgG + C3d em 25% a 65% dos casos

- C3d isolado em 7% a 15% dos casos [1, 17].

Estes AACs podem reconhecer certas especificidades. Estes são mais frequentemente antigénios de alta frequência do sistema RH do que antigénios simples (anti-e, anti-D). As glicoproteínas e os fosfolípidos da membrana da GR também foram referidos como alvos dos AAC. A hemólise é intra-tissular e ocorre principalmente no baço [10, 22-24].

1.3.1.2. Frio" ou AHAI criopático

➤ AHAI com aglutininas a frio

Os AHAI a frio são encontrados em 15% dos casos. Estes AHAI continuam a ser conhecidos como "aglutininas frias" e, ao ligarem-se aos antigénios de membrana contra os quais são dirigidos, são capazes de provocar espontaneamente a aglutinação dos glóbulos vermelhos a baixas temperaturas, idealmente a +4 T num ambiente salino, razão pela qual são conhecidos como AC completos. Este fenómeno é reversível após reaquecimento. São predominantemente IgM e, por vezes, IgG, sempre revestidas por C3d. O TCD também é positivo, mas com uma antiglobulina humana que reconhece o complemento (do tipo apenas complemento ou complemento IgM).

O ótimo térmico para os AACs frios é de +4 T, mas a amplitude térmica é variável e pode ser tão elevada como 37T. Este valor deve ser determinado a +4, +22 e 37 T e tem significado clínico. A avaliação do carácter patológico de uma aglutinina a frio deve ter em conta não só o título mas também a amplitude térmica. Assim, se a aglutinação persistir a 37 T, a aglutinina a frio é frequentemente responsável pela hemólise, mesmo quando o título é baixo [13, 15].

As estruturas antigénicas alvo dos AAC são antigénios "públicos": antigénios I ou i (I na maioria dos casos). Também foi comunicada a especificidade Pr [23-25].

Na AHAI por aglutininas a frio, é feita uma distinção entre formas agudas pós-infecciosas e formas crónicas conhecidas como MAF, que representam 10 a 20% da AHAI em adultos e são excepcionais em crianças [26].

As aglutininas a frio causam a lise dos glóbulos vermelhos, principalmente no fígado, através da ativação do complemento [17, 22].

> Bifásico ou Donath Landsteiner AHAI

°°A HPF é causada por um AAC frio que se liga a baixa temperatura (< 30 C) mas só ativa o complemento a alta temperatura (37 C), daí o termo HBDL. Esta forma caracteriza-se por hemólise intravascular com hemoglobinúria. No passado, era sugestiva de infecções sifilíticas. No entanto, atualmente, parece ser a preservação de formas infantis associadas a infecções virais, que não são raras em crianças com menos de 16 anos. A AAC com atividade bifásica é dirigida contra o antigénio P com um TCD negativo ou positivo para C3d ou fracamente positivo para IgG. Esta forma de anemia hemolítica (AH) tende a curar-se espontaneamente, por vezes com a ajuda de um suporte transfusional adequado [13, 15, 23].

1.3.1.3. Casos especiais

> AHAI misto

IACS "mistas": resultam da presença simultânea de IACS "quentes" do tipo IgG e de IACS "frias" do tipo IgM. São mais frequentemente graves e representam cerca de 8% dos casos de AHAI. Foi descrita uma boa resposta ao tratamento [17, 14, 23].

> AHAI com IgA tipo AAC

Entre as IACS "quentes", a presença de IgA anti-RG é particularmente excecional e pode levar a hemólise fulminante [15, 20].

> Aglutininas IgA do frio

Não activam o complemento e não são responsáveis pela hemólise, mas apenas por manifestações cutâneas periféricas desencadeadas pelo frio [10].

> AHAI "quente" com AAC de tipo IgM

A variedade mais temida, que felizmente é muito rara, é o AHAI IgM "quente". °O AHAI do tipo IgM tem uma ampla gama de temperaturas e aglutina os glóbulos vermelhos a 37 C. Este CAA liga-se ao complemento. A ativação do complemento pode ser completa até C9 ou parar em C3 devido a processos de inativação. Pensa-se que a TCD é um complemento positivo [10, 14, 27].

1.3.2. Classificação evolutiva

1.3.2.1. AHAI aigues

As formas agudas duram menos de três meses e ocorrem principalmente em crianças pequenas, mais raramente em adolescentes e adultos. O início é rápido ou abrupto, com hemólise geralmente intensa e frequentemente intravascular. Em determinadas circunstâncias, a crise hemolítica pode seguir-se ou coincidir com um ataque viral ou bacteriano clinicamente caracterizado (rinofaringite, pneumonia atípica, varicela, sarampo, gripe) ou com uma patologia febril não documentada e várias vacinações [6, 12].

1.3.2.2. AHAI crónica

A ausência de remissão no prazo de três meses após o início da doença ou uma recorrência subsequente define a transição para a cronicidade. As IACS crónicas ocorrem em qualquer idade, mas mais frequentemente em adultos. O início pode ser abrupto, mas a anemia é frequentemente progressiva ou mesmo insidiosa, sendo por vezes descoberta apenas por acaso durante um exame laboratorial [6, 12, 28].

1.3.3. Classificação etiológica

Consoante o contexto em que ocorre o AHAI, é feita uma distinção entre :

■ Formas idiopáticas, em que a AHAI não está associada a qualquer outra patologia e, por conseguinte, surge como uma doença primária.

■ Formas secundárias desencadeadas por um agente etiológico ou formas associadas a uma doença subjacente.

Por conseguinte, a AHAI pode ser considerada secundária quando :

■ A conjugação da anemia com a doença subjacente ocorre com mais frequência do que aquela que pode ser representada apenas pelo acaso.

■ A correção das perturbações associadas invertc o AIIAI.

■ A anemia e a doença associada estão ligadas por evidências de aberração imunológica [15, 17].

De acordo com a maior série da literatura, cerca de 45% das IACS são consideradas "secundárias" ou associadas a uma doença subjacente, cerca de 15% são consideradas primárias ou "idiopáticas" e 40% são consideradas atribuíveis a medicamentos [29].

A AHAI primária "quente" representa cerca de 50% dos casos de AHAI "quente". Aparece clinicamente isolado ou, no máximo, associado a trombocitopenia de evolução variável, com ou sem púrpura, dando origem à clássica síndrome de Evans (SE).

Na outra metade dos casos, denominada sintomática ou secundária, a AHAI está associada a outras doenças ou perturbações clínicas e biológicas complexas, tais como neoplasias hematológicas, doenças sistémicas, lúpus, anemia de Biermer, cirrose hepática, colite ulcerosa, imunodeficiências, etc. A leucemia linfocítica crónica e o linfoma representam cerca de metade da

AHAI com CAA quente secundária. A leucemia linfocítica crónica e o linfoma são responsáveis por cerca de metade dos casos de AHAI com CAA secundária quente [6, 17].

De acordo com alguns autores, as IACS associadas a infecções predominam nas crianças. Segundo outros, a maioria dos casos de HAIA são primários.

Alguns relatos sugerem que, na infância, as formas secundárias são mais frequentes do que as formas idiopáticas, e os agentes virais e bacterianos são frequentemente o único fator desencadeante. De facto, a AHAI associada a infeção viral ou secundária a vacinação é muito mais frequentemente descrita em crianças do que em adultos [30, 31].

Nos adultos, a AHAI primária é responsável por cerca de 60% dos casos. Nas séries pediátricas, a proporção de doentes com AHAI primária varia entre 7% e 64%, e a AHAI "quente" representa cerca de 60% dos casos.

Algumas séries referem que o AHAI primário é mais frequente, enquanto outras mostram que as formas secundárias são mais frequentes na população pediátrica.

É importante salientar que a AHAI primária pode frequentemente seguir-se a uma síndrome de tipo viral e preceder o aparecimento de outra doença imunológica durante anos, na maioria dos casos SE [2,32].

2.   Materiais e métodos

2.1. Doentes

> ➢ Origem dos doentes e recolha de dados :

Trata-se de um estudo retrospetivo, efectuado no Centro Regional de Transfusão de Sangue (CRTS) de Sousse, visando os pacientes do serviço de pediatria do EPS Farhat Hached com um TCD positivo.

No período de 2004 a 2014, foram efectuadas cerca de 5993 DBT para o serviço de pediatria.

Os doentes com um DTC positivo foram pesquisados utilizando o módulo "pesquisa de destinatários" do software Hématos IIG da MEDINFO.

Foi elaborado um formulário para recolha de dados epidemiológicos, clínicos, biológicos, imuno-hematológicos, etiológicos, transfusionais, terapêuticos e evolutivos dos doentes. Estes dados foram obtidos a partir dos ficheiros transfusionais do CRTS e dos processos clínicos dos doentes.

> ➢ Critérios de inclusão :

Os doentes incluídos neste estudo tinham todos menos de 16 anos de idade na altura do diagnóstico. AHAI foi definida por um nível de hemoglobina (Hb) inferior a 11 g/dl associado a sinais clínico-biológicos de hemólise e à deteção de ACs anti-eritrocitários por TCD. Não foram excluídos do estudo os doentes politransfundidos com uma anomalia hereditária da hemoglobina associada a AHAI, ou seja, os beta talassémicos e os anémicos falciformes.

Todos os pacientes que não preenchiam os critérios de inclusão e para os quais os dados disponíveis eram considerados insuficientes (registos clínicos perdidos ou incompletos, DBT positivo sem contexto, etc.) foram excluídos do estudo desde o início.

2.2. Métodos

2.2.1. Estudo epidemiológico

Os dados recolhidos dos registos médicos dos doentes incluíam: idade atual, idade do diagnóstico, sexo e província de origem.

2.2.2. Estudo clínico

Procurámos os seguintes aspectos nos nossos doentes:

- ➢ O motivo da primeira consulta
- ➢ A presença de um historial familiar, em particular a noção de consanguinidade parental
- ➢ A presença de uma história pessoal
- ➢ As principais manifestações clínicas da doença
- ➢ Sinais clínicos que revelam a patologia associada à AHAI

2.2.3. Estudo biológico

Perante um diagnóstico clínico sugestivo de anemia hemolítica, foram efectuados testes laboratoriais que confirmaram a natureza hemolítica da anemia (LDH (desidrogenase láctica), bilirrubina não conjugada, haptoglobina) e testes que confirmaram a natureza imunológica da hemólise. Estes incluíam:

2.2.3.1.   Teste direto de Coombs

Descrito por Coombs em 1945, o teste de Coombs é um método semi-quantitativo de aglutinação de glóbulos vermelhos para detetar a presença de ACs dirigidos contra os glóbulos vermelhos, quer estejam ligados à superfície dos eritrócitos (DCT) ou em circulação (teste de Coombs indireto (ICT)) [13,14, 22].

> Princípio e limitações da DCT

O princípio da TCD consiste em utilizar ACs dirigidos contra o fragmento Fc da Ig humana (obtida por imunização de coelhos). Desta forma, e apenas se a IgG estiver ligada pelo seu fragmento Fab à superfície das hemácias testadas, as antiglobulinas de coelho provocam a aglutinação destas hemácias. Esta técnica também permite (através da realização do teste com ACs de coelho dirigidos contra o complemento) detetar qualquer complemento ligado à superfície das hemácias a testar. O teste é positivo se ocorrer aglutinação das hemácias [13].

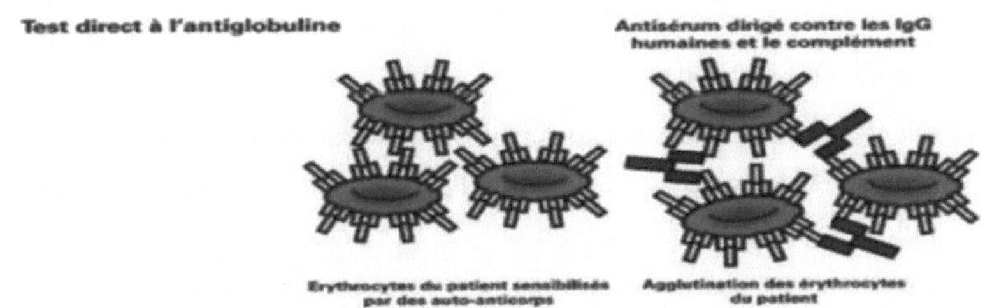

Figura 2: Princípio do teste direto de Coombs [15].

O teste é efectuado primeiro com antiglobulina de largo espetro (Ig humana polivalente), que contém ACs dirigidos contra Ig humana e proteínas do complemento. Quando se observa aglutinação, utiliza-se Ig monoespecífica anti-IgG e/ou anti-C3d. Nalguns casos, pode também ser utilizada Ig monoespecífica anti-IgM ou anti-IgA.

Dada a sensibilidade muito boa do teste direto de antiglobulina utilizando as técnicas actuais, a sua negatividade significa que o diagnóstico de HAI pode ser virtualmente excluído. No entanto, na ausência de um diagnóstico alternativo para explicar a HA, um DCT negativo deve ser complementado por um DCT utilizando globulina anti-IgA e/ou anti-IgM e por eluição. Teoricamente, no entanto, numa minoria muito pequena de casos, não se pode excluir completamente uma AHAI genuína com TCD negativo.

De acordo com a literatura, a AHAI negativa ao CDT é frequente, representando 5 a 10% dos casos desta doença, e depende em parte da atividade do reagente de Coombs utilizado para o teste [20, 22, 27, 33].

Há três razões principais para esta negatividade em alguns casos de AHAI "quentes":

- ■ O limiar de sensibilização das hemácias por IgG é inferior ao limiar de deteção pelo reagente de Coombs.

- ■ A IgG de baixa afinidade é eluída dos glóbulos vermelhos por lavagens pré-operatórias não realizadas a +4 T ou num meio de baixa força iónica. A AHAI com IgG de baixa afinidade pode estar associada a hemólise grave.

- ■ Os glóbulos vermelhos são sensibilizados apenas por IgA ou por IgM monomérica de baixo peso molecular, que não fixam o complemento, pelo que os outros AAC não podem ser detectados pelo reagente de Coombs comercial, que contém anti-IgG e anti-C3d.

A maioria dos reagentes de Coombs comerciais tem uma sensibilidade que excede o limiar de sensibilização das hemácias por IgG capaz de induzir hemólise imune. Este limiar não é exato e varia de um reagente para outro. O seu limite inferior de sensibilidade varia entre 150 e 500 moléculas de IgG por hemácia, enquanto um nível de sensibilização inferior a 150 IgG pode induzir hemólise [34]. Anteriormente efectuada em tubos, a DCT em microcolunas de gel tem melhor sensibilidade e especificidade (98,4 a 100% e 83 a 95,2%, respetivamente, em estudos recentes). Esta técnica em fase sólida é atualmente muito utilizada [13, 27].

Uma das principais vantagens da técnica de filtração em gel de fase sólida TCD é a possibilidade de estudar os glóbulos vermelhos sem lavagem prévia, uma vez que se sabe que essa lavagem provoca a eluição de determinados

AC fixos: As antiglobulinas (antissoro) e os eritrócitos são primeiro incubados numa câmara de reação e, em seguida, os microtubos são centrifugados. Se ocorrer aglutinação, o aglutinado é retido ao passar pelas esferas de gel e o teste é positivo. Se não houver aglutinação, os eritrócitos podem passar sem obstáculos através da camada de esferas de gel e são encontrados no fundo do microtubo após a centrifugação. O teste é então negativo (figura 3) [14].

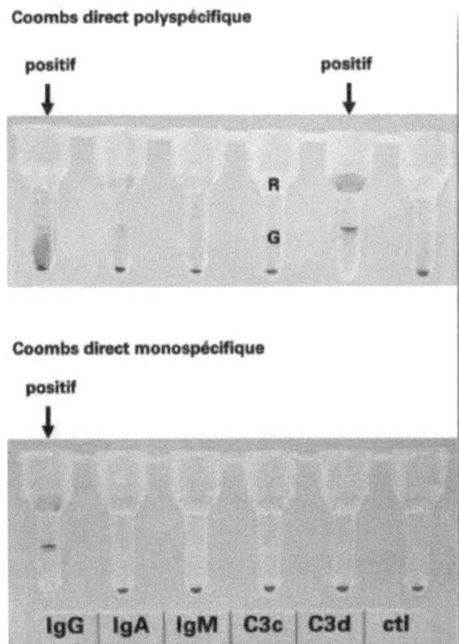

Figura 3: Teste de Coombs direto em gel [15].

> ➤ O caso da hemolisina bifásica de Donath-Landsteiner

Se o TCD for positivo para anti-C3d mas negativo para anti-IgG, deve ser efectuado um teste para aglutininas a frio e HBDL. O teste de Donath Landsteiner (DL) deve ser incluído como teste de diagnóstico de primeira linha quando a anemia é acompanhada de hemoglobinúria, mesmo que a TCD seja negativa. Este teste, descrito por DL há quase cem anos, continua a ser a única ferramenta disponível para o diagnóstico desta forma de AHAI.

A técnica consiste na incubação do soro do doente com soro AB fresco adicionado de hemácias O a 4°C durante 30 min para permitir a ligação do CA às hemácias, seguida de uma segunda incubação a 37°C durante 1 h para ativar o complemento e produzir hemólise [2]. Assim, o teste LD é considerado positivo quando o soro do doente, com ou sem adição de complemento, provoca hemólise apenas em tubos que tenham sido incubados inicialmente em gelo e posteriormente a 37°C (Figura 4).

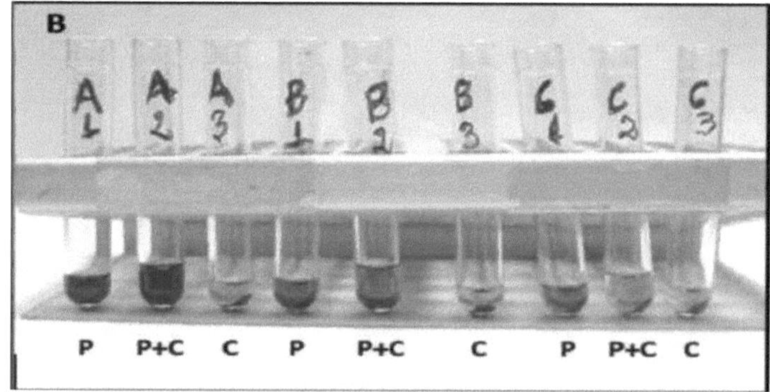

Figura 4: Teste Donath-Landsteiner (DL) positivo [2].

A: Tubos incubados durante 30 min a 4°C e 1 h a 37°C; B: Tubos incubados durante 1 h a 4°C;

C: Tubos incubados durante 1 h a 37°C; P: soro do doente; C: soro AB fresco (fonte de complemento).

2.2.3.2.   Estudo do soro

Esta técnica evidencia a presença de AAC no soro, colocando-o em contacto "in vitro" com as hemácias de teste.

O estudo do soro apresenta três vantagens:

■ Demonstrar AC quando não é detetável por CDT, por exemplo, em síndromes de aglutinina fria ou hemolisina quente com CDT do tipo complemento.

■ Verificar, por comparação da atividade do eluato e do fenótipo eritrocitário do indivíduo, se existem vários ACs de especificidades e afinidades diferentes ou um AC alógeno associado de importância transfusional que possa, em determinadas circunstâncias, ser o único responsável pela positividade da CDT.

■ Por fim, monitorizar as alterações do quadro hematológico. A redução e depois o desaparecimento da AAC sérica são os primeiros passos no processo de remissão ou cura da AHAI [6].

➤ Pesquisa de AACs circulantes por TCI :

°°°Pode ser realizado a várias temperaturas (+4 C, +22 C, +37 C), o que permite determinar o título do AAC, para além do seu ótimo térmico. Na prática, baseia-se no teste da aglutinina irregular (RAI): o soro do doente é posto em contacto com um painel de glóbulos vermelhos de teste com um fenótipo conhecido e antiglobulinas (anti-IgG e complemento). A aglutinação indica a presença de AAC no soro, cuja amplitude óptima e/ou térmica pode ser especificada. A TCI também pode ser efectuada em gel, com sensibilidade, especificidade, valor preditivo positivo e valor preditivo negativo estimados em 100%, 97,7%, 81,4% e 100%, respetivamente [27]. No entanto, a ICT é menos sensível e menos específica (porque é positiva em casos de aloimunização prévia) do que a DCT, e não é essencial para confirmar o diagnóstico de AHAI [15, 22].

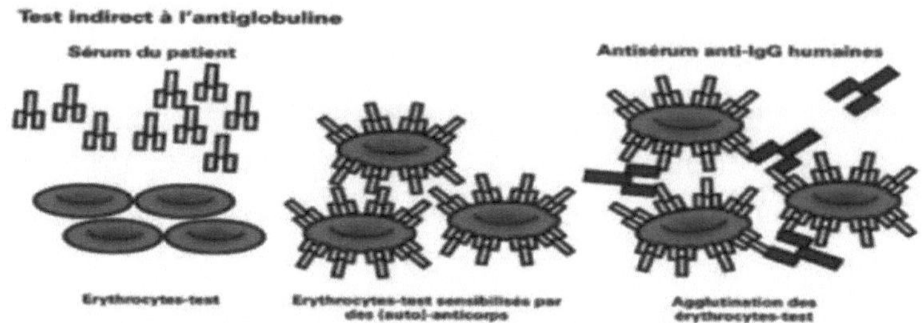

Figura 5: Princípio do teste de Coombs indireto [15].

> ➤ Pesquisa de AAC circulante em solução salina :

Os AAC IgM são difíceis de detetar por TCD, uma vez que o seu tamanho (pentâmero) significa que são frequentemente eliminados durante o teste. Além disso, a amplitude térmica da CA e a temperatura a que a TCI é efectuada desempenham um papel decisivo na deteção de um AAC do tipo IgM.

A capacidade da IgM, devido à sua estrutura (pentâmero) e tamanho, para aglutinar eritrócitos sem factores de suporte adicionais (os chamados ACs "completos") é então explorada. O soro do doente é incubado a 16 T na presença dos eritrócitos testados. A aglutinação espontânea dos eritrócitos de teste indica a presença altamente provável de um AAC do tipo IgM "frio".

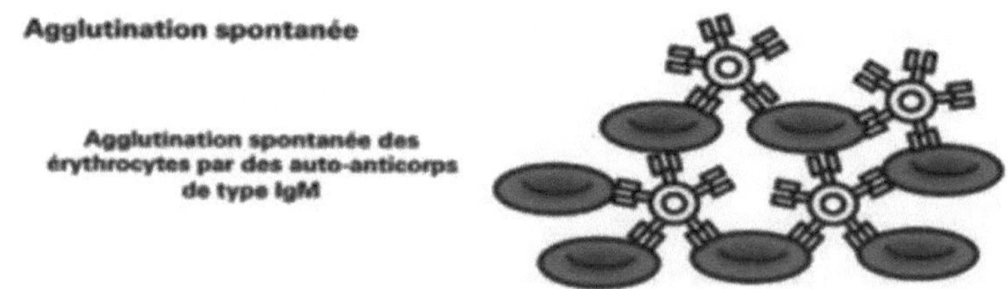

Figura 6: Aglutinação espontânea de eritrócitos por AACs do tipo IgM [15].

Para além da TCD, a deteção dos AAC quentes de tipo IgM baseia-se no estudo do soro, uma vez que a deteção da aglutinação a uma temperatura superior ou igual à temperatura ambiente e a ausência desta aglutinação a temperaturas inferiores atesta este fenómeno. A presença de AAC do tipo IgM pode ser confirmada através do tratamento com DDT (diclorodifeniltricloroetano). O DDT inativa a reatividade da IgM ao reduzir as ligações dissulfeto presentes na estrutura terciária exclusiva do pentâmero da IgM. Se a IgM AAC estiver presente no soro, o DDT irá abolir qualquer aglutinação espontânea de glóbulos vermelhos [35].

2.2.3.3.   Eluição

> Princípio

Um TCD positivo indica a sensibilização dos glóbulos vermelhos pelos AAC. Estes AAC podem ser eluídos dos glóbulos vermelhos e a sua especificidade pode ser determinada [15, 36]. A eluição pode ser efectuada utilizando uma variedade de procedimentos (aquecimento a 56 T, éter, clorofórmio, xileno, redução do pH, etc.), tornando possível recolher o AC destacado da superfície das hemácias num meio líquido e estudar a sua reatividade em relação às hemácias do doente e a um painel de eritrócitos utilizando métodos convencionais de pesquisa de aglutininas. Se o AC aglutinar todos os eritrócitos do painel, trata-se provavelmente de um AAC [36].

Uma eluição negativa associada a um CDT positivo do tipo IgG deve realçar a possibilidade de uma anemia hemolítica induzida por medicamentos que são frequentemente CDT positivos com uma eluição negativa [2].

Na AHAI a frio, a eluição não é geralmente indicada. Por vezes, o ácido acetilsalicílico pode ser eluído dos eritrócitos se estes tiverem sido armazenados a +4 T. Neste caso, a especificidade do CEA é geralmente indicada pelo estudo do soro.

2.2.3.4. Pesquisa de aloanticorpos associados

A DBT não é efectuada por rotina durante os testes pré-transfusionais. No entanto, a DBT e outras técnicas, como a eluição por adsorção e a titulação da AC no eluato, seriam benéficas para os doentes recentemente transfundidos [36]. Quando o soro é estudado, a AAC é classicamente oposta à alo-CA devido à positividade do controlo "autólogo" no primeiro caso e à negatividade no segundo caso [14].

No caso de um RAI positivo em doentes previamente transfundidos, é normalmente necessário efetuar um teste de adsorção sérica em glóbulos vermelhos autólogos para garantir a ausência de alo-AC associado em doentes que tenham recebido transfusões durante um período superior a 3 meses. Incuba-se um volume de é incubado na presença de um volume de soro do doente a 37 T durante uma hora. O soro é então centrifugado e recuperado. Após várias passagens, é efectuado um IAT convencional utilizando um ICT. No entanto, a auto-adsorção não é adequada para transfusões recentes ou em casos de anemia grave. Nestes casos, a alo-adsorção é preferível, mas tem a desvantagem de adsorver alo-ACs dirigidos contra antigénios de alta frequência [22, 36].

2.2.4. Pesquisa de patologias associadas ao AHAI

No âmbito do diagnóstico etiológico, procurámos as diferentes patologias associadas à AHAI. Procurámos uma história familiar de imunodeficiência (parentes de primeiro ou segundo grau), ou uma história pessoal de imunodeficiência: doença sistémica, imunodeficiência, leucopenia autoimune, anomalia na medição do peso das Ig, anomalia qualitativa ou quantitativa da imunidade celular, aumento significativo dos factores antinucleares, etc. O diagnóstico de uma infeção associada à AHAI baseava-se no estudo das serologias virais e nos exames bacteriológicos e parasitológicos em busca dos germes responsáveis pela AHAI. Para que um fármaco fosse considerado responsável pelo aparecimento da IHA, este deveria ter sido previamente incriminado na literatura e ter sido administrado no máximo 2 semanas antes do aparecimento da IHA (anexo).

2.2.5. Critérios de desenvolvimento

Considerou-se que a AHAI tinha uma evolução aguda se o nível de hemoglobina (Hb) normalizasse e os sinais de hemólise desaparecessem em menos de 3 meses. No caso da AHAI crónica, a remissão completa foi definida por um nível de Hb superior a 11 g/dl e a ausência de sinais biológicos de hemólise durante pelo menos 3 meses. A mera persistência de um DBT positivo não foi considerada como critério de não remissão. A remissão parcial ocorreu quando o nível de Hb era de 7 a 11 g/dl e os sinais clínico-biológicos de hemólise persistiam. Em todos os outros casos, o doente tinha falhado o tratamento.

2.2.6. Análise estatística

Todos os dados foram analisados com recurso ao SPSS (Statistical Package for Social Sciences, versão 21). O teste do Qui-quadrado ou de Fisher foi utilizado para comparar as frequências dos diferentes dados dos pacientes. Um valor de $P < 0,05$ foi considerado significativo.

3. Resultados

3.1. Estudo descritivo

3.1.1. Estudo epidemiológico

3.1.1.1. Repartição anual dos casos de IACS

Durante o período de dez anos do estudo (2004-2014), foram efectuados aproximadamente 5993 TCDs no CRTS para o serviço pediátrico. Dos 25 pacientes que tiveram um TCD positivo, incluímos apenas 17 para os quais tínhamos dados clínico-biológicos completos. 16 casos tinham AHAI isolada, enquanto apenas um tinha síndrome de Evans (ES).

A incidência anual desta doença não excedeu os 4 casos por ano (Figura 7).

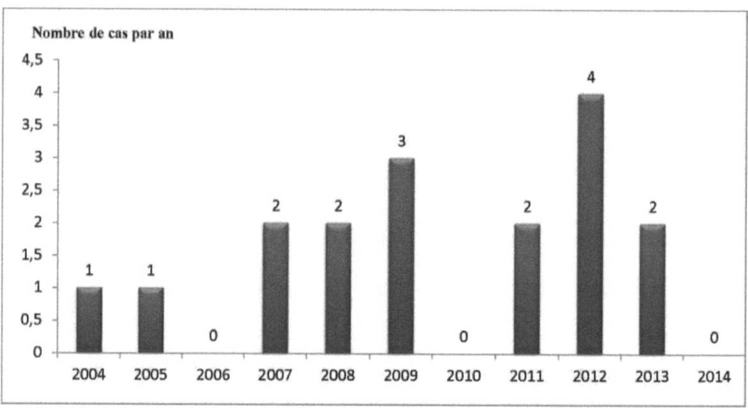

Figura 7: Incidência anual de IACS (n=17)

3.1.1.2. Repartição dos nossos doentes por sexo

Na nossa série, o AHAI afectou 7 doentes do sexo masculino (41,2%) e 10 doentes do sexo feminino (58,8%), com um rácio entre sexos de 0,7

(Figura 8).

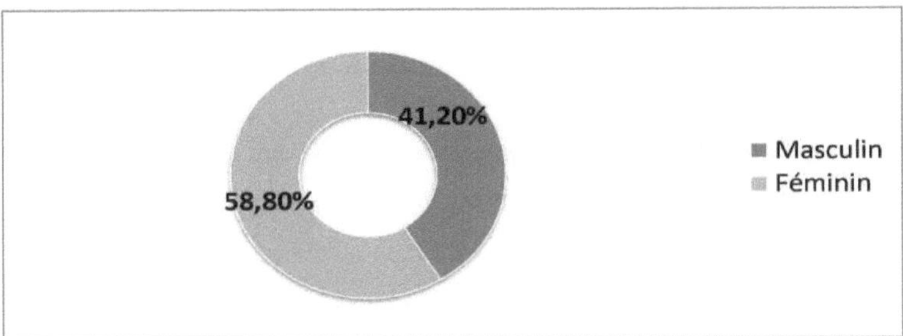

Figura 8: Distribuição por género dos nossos doentes (n=17)

3.1.1.3. Repartição dos nossos doentes por idade

A maioria dos nossos doentes (n = 11) tinha menos de 4 anos de idade. A idade média foi de 3 anos, com extremos que variaram de 2 meses a 7 anos (Figura 9).

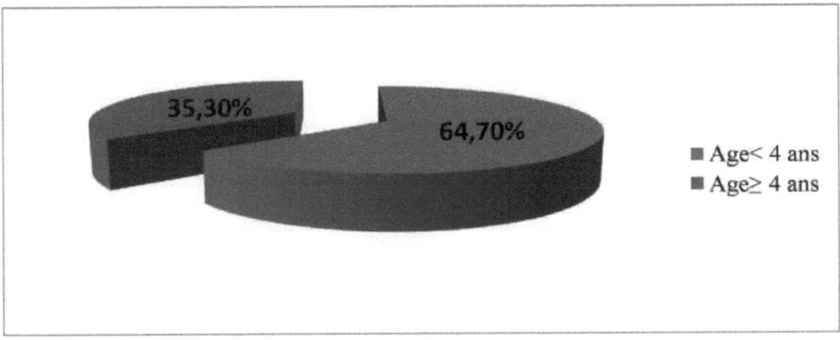

Figura 9: Distribuição dos doentes por idade aquando do diagnóstico (n=17)

3.1.2. Inquérito às famílias

3.1.2.1.   História familiar

O inquérito familiar revelou consanguinidade parental em 13/17 (76,5%)
dos nossos doentes (Figura 10).

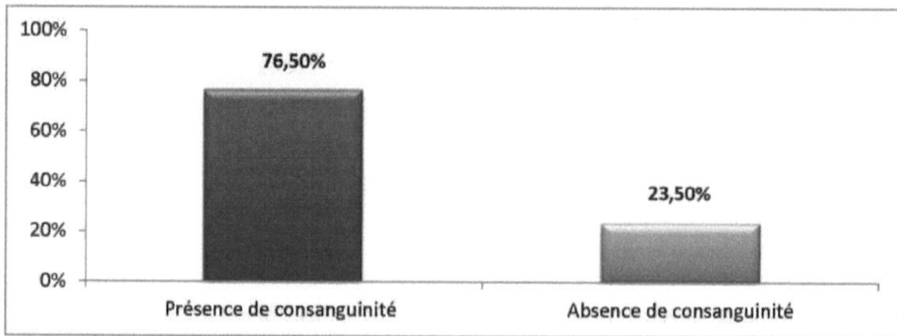

Figura 10: Estudo da consanguinidade parental na nossa série (n=17)

3.1.2.2.   História pessoal

Quase todos os doentes não tinham antecedentes pessoais da doença, à
exceção de um caso que tinha simultaneamente uma deficiência imunitária
e diabetes (Figura 11).

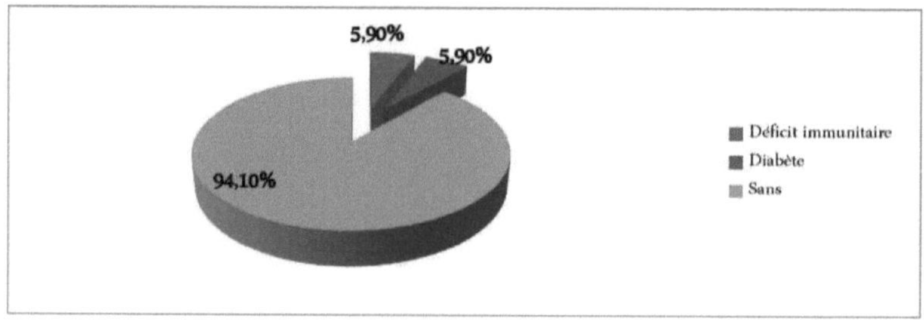

Figura 11: História pessoal dos nossos doentes (n=17)

3.1.2.3. Historial de transfusões

Na nossa série, 12/17 doentes (70,6%) tinham recebido transfusões prévias. Com exceção dos quatro beta talassémicos, estas transfusões tinham mais de 3 meses (Figura 12).

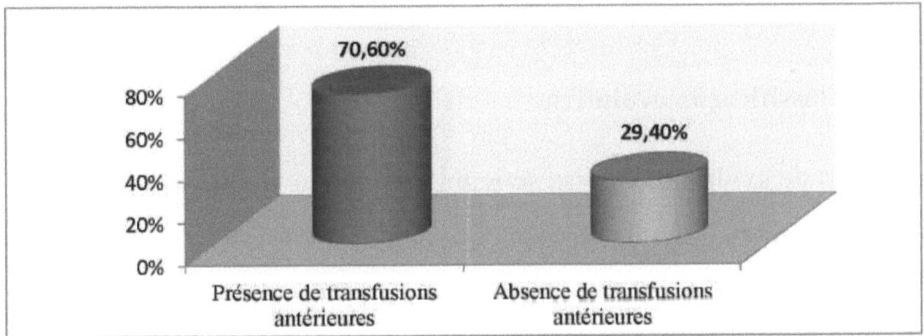

Figura 12: Historial de transfusões dos doentes (n=17)

3.1.3. Classificação

3.1.3.1. Classificação imuno-hematológica

Nos nossos doentes, verificámos uma predominância de IACS do tipo "quente" (88,2%). Um doente apresentava AHAI "mista" e noutro suspeitámos de AHAI induzida por fármacos (noção de toma de ibuprofeno e augmentina) ou HBDL (C3d tipo CDT, negativo para aglutininas frias a +4 T, mas HBDL não detectado) (Figura 13).

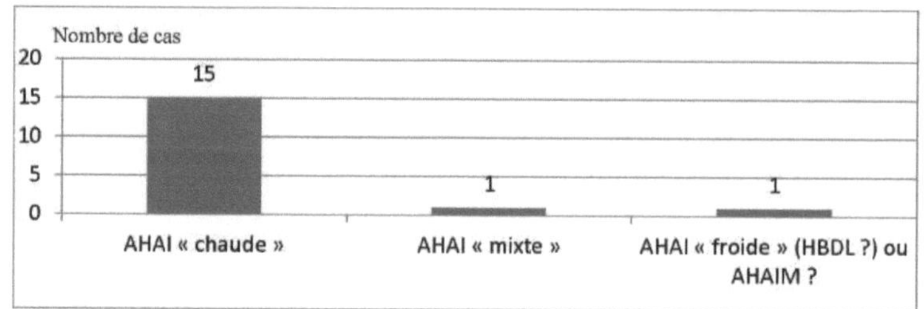

Figura 13: Classificação imunológica dos casos de IACS (n=17)

3.1.3.2. Classificação evolutiva

Em termos de evolução, a nossa série foi igualmente dividida entre formas agudas e crónicas. Num único caso, a evolução não foi especificada (Figura 14).

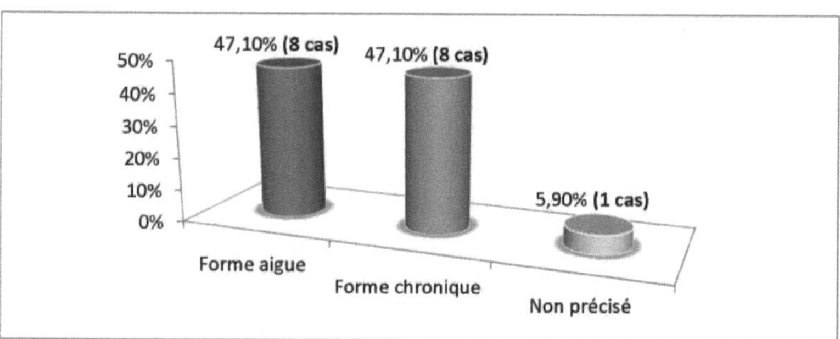

Figura 14: Classificação progressiva dos casos de IACS (n=17)

3.1.3.3. Classificação etiológica

Na nossa série, observou-se um claro predomínio de formas secundárias em 12/17 (76,47%) dos doentes, tendo as formas idiopáticas sido apresentadas em apenas (5/17) dos casos, incluindo 4 AHAI isolados e 1 SE (Figura 15).

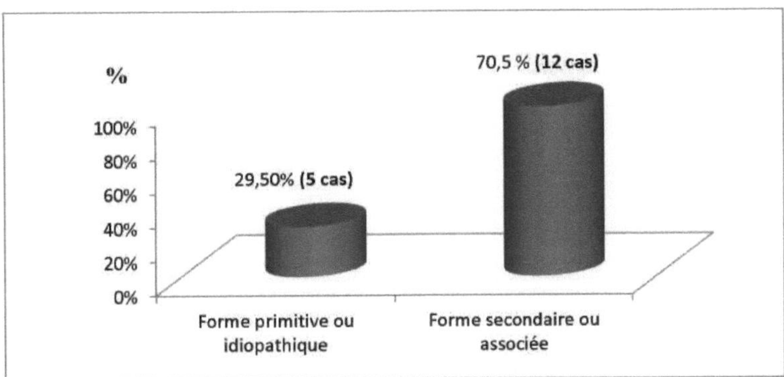

Figura 15: Classificação etiológica dos casos de IACS (n=17)

3.1.4. Diagnóstico clínico

3.1.4.1. Circunstâncias em que a anemia é descoberta

A palidez mucocutânea foi registada em quase todos os doentes na admissão (15/17). A iterícia estava presente em 7/17 casos e a taquicardia em 10/17 casos (Quadro I).

Tabela I: Principais sinais de anemia

	A nossa série (n=17)	Percentagem
Icterícia	7	41.17 %
Calor mucocutâneo	15	88.23 %
Dispneia de esforço	2	11.76 %
taquicardia	10	58.82 %

3.1.4.2. Modo de aparecimento da anemia

Em 58,8% (10/17) dos casos, a hemólise foi súbita, nos restantes foi progressiva (Figura 16).

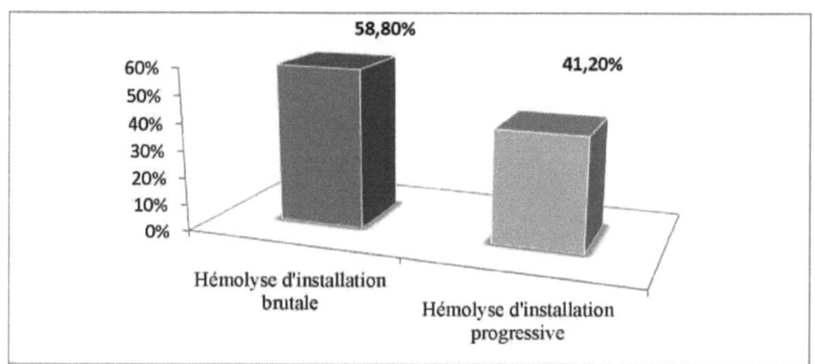

Figura 16: Início da anemia (n=17)

3.1.4.3. Aspectos clínicos da doença

A palidez foi registada em todos os doentes. A iterícia estava presente em 11/17 casos. A hepatomegalia e/ou esplenomegalia eram variáveis e nem sempre constantes. A acrocianose, o sinal clínico da AHAI fria, estava ausente em todos os doentes (Quadro II).

Quadro II: Sinais clínicos de anemia nos nossos doentes

Sinais clínicos	A nossa série (n =17)	Percentagem
Esplenomegalia	10	58.82 %
Hepatomegalia	10	58.82 %
Febre	9	52.94 %
Urina escura	6	35.29
Palidez	17	100 %
Icterícia	11	64.7 %
Sopro sistólico funcional	6	35.29 %

3.1.5. Diagnóstico biológico

3.1.5.1. Anemia

A anemia foi grave, com um nível de Hb não superior a 4 g/dl em 4 casos, e moderada em 9 doentes (Quadro III).

Tabela III: Distribuição dos níveis de Hb na nossa série

Nível de Hb (g/dl)	Número de casos (n =17)	%
<4	4	23,53
4-6	9	52,94
Mais de 6	4	23,53

A anemia era macrocítica em apenas 3 doentes. A regeneração da medula óssea foi registada em (8/17) dos casos, enquanto (7/17) dos nossos doentes tinham desenvolvido uma anemia regenerativa. Em dois doentes, a contagem de reticulócitos não foi verificada (quadro IV).

Quadro IV: Caraterísticas da anemia na nossa série

Anemia	Número de casos (n =17)	Percentagem (%)
Normocítico	10	58,82
Microcíticos	4	23,53
Macrocíticos	3	17,65
Regenerativo	8	47,05
Aregenerativa	7	4,17
Não explorado	2	11,78

3.1.5.2. Pancitopenia

A pancitopenia foi descrita em dois doentes em que a AHAI era secundária
à leishmaniose visceral (LV).

3.1.5.3. Sinais biológicos de hemólise

Foi registado um aumento da LDH em todos os casos. A hiperbilirrubinemia
foi registada em 13 doentes (76,47%). A haptoglobina foi medida em apenas
5 pacientes, e os valores foram sempre baixos (Tabela V).

Tabela V: Sinais biológicos de hemólise (n=17)

Sinais biológicos de hemólise	Média	Mínimo	Máximo	Valores habituais
LDH (UI/l)	877	470	3000	200-400
Haptoglobina (g/l)	0,11	0	0,25	0,5-2,5
BNC (pmol/l)	11.32	0	27	< 12

3.1.5.4. Diagnóstico imuno-hematológico

> Teste direto de Coombs

Todos os doentes incluídos na nossa série eram CDT positivos. Era IgG+C3d em 9/17 (52,94%) e IgG em 7/17 (41,2%) dos casos. Em apenas um doente o CDT era do tipo complemento (Figura 17).

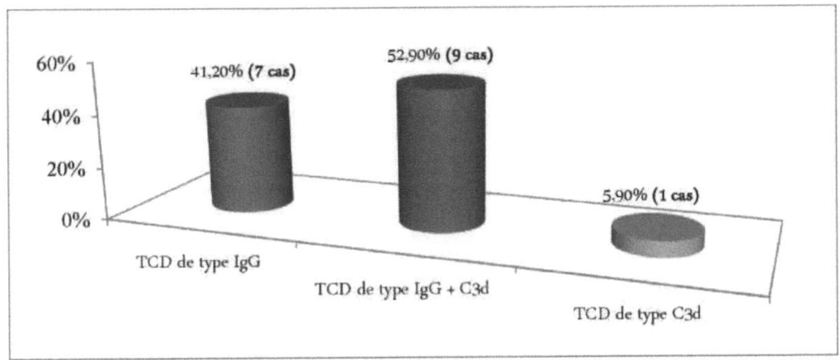

Figura 17: Resultado do teste direto de Coombs (n=17)

> Eluição

A eluição direta foi realizada em 8/17 doentes. Foi positivo com uma especificidade antigénio de alta frequência, provavelmente do sistema RH, em 4/8 (50%) casos, incluindo um único doente em que o AAC de alta frequência desapareceu e foi substituído por um anti-e (1/8) (Figura 18).

> Estudo do soro

Foram efectuados estudos séricos em 14/17 dos nossos doentes, utilizando as técnicas de Coombs indireto e imunoensaio enzimático, tendo sido positivos para AAC em 8/14 casos (57,14%) (Figura 18). Apenas um doente (beta-talassémico) apresentou um alo-CA de especificidade "c" associado a AAC. ºPara o caso de AHAI mista, além do IAA de Coombs indireto positivo, foi realizado um IAA salino com presença de aglutininas a frio (título de 8; temperatura óptima +4 C).

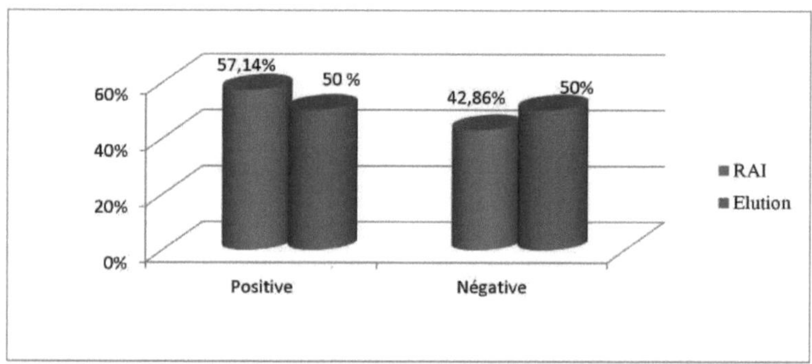

Figura 18: Resultados da RAI e da eluição

3.1.6. Diagnóstico etiológico

A determinação da Ig ponderada, os testes de imunidade celular, a eletroforese de hemoglobina e os exames microbiológicos e parasitológicos foram realizados em busca de doenças associadas à AHAI. A maioria dos casos de HAIA eram pós-infecciosos (6/17). Foi detectada beta-talassemia major em 4 doentes, imunodeficiência num doente e AHAI induzida por fármacos ou infeção por gripe (suspeita) noutro. As formas idiopáticas corresponderam a 5 casos, incluindo um SE (Figura 19).

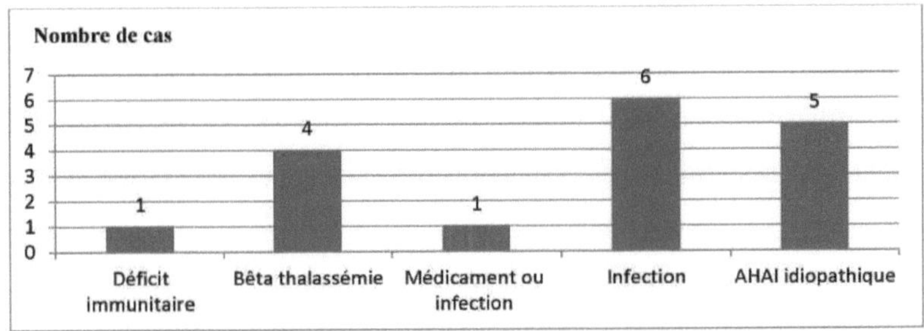

Figura 19: Diagnóstico etiológico de AHAI na nossa série (n=17)

Na nossa série, foram investigados os germes mais frequentemente implicados na AHAI em crianças. A maioria dos nossos doentes foi testada para hepatite viral, VIH, citomegalovírus (CMV), vírus Epstein-Barr (EBV) e germes atípicos. Apenas num doente foi detectada uma infeção por CMV. De referir ainda que a AHAI foi secundária a leishmaniose visceral em 5 doentes e provavelmente associada a uma doença tipo influenza em apenas um caso. Assim, na nossa série, a etiologia infecciosa foi responsável por 7/17 casos (Figura 20).

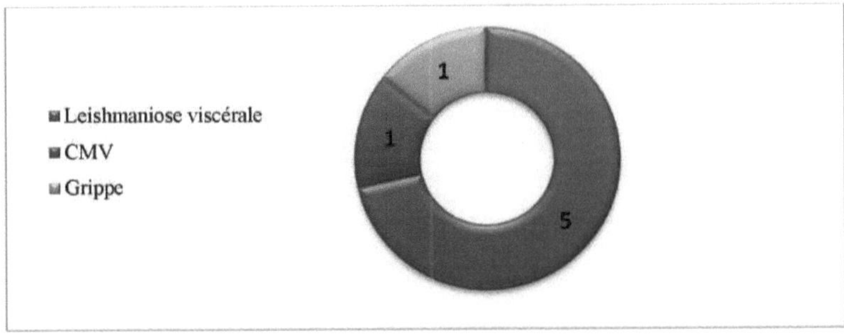

Figura 20: AHAI secundária a infeção (n = 7)

3.1.7. Tratamento

Quase todos os doentes receberam transfusões de sangue (16/17 casos). Foram utilizados corticosteróides em 10/17 (58,8%) casos, tendo sido administrada terapêutica adjuvante com corticosteróides em 7 casos. Apenas 2 doentes receberam suplementação de folato. A esplenectomia foi efectuada em apenas um doente corticorresistente (Figura 21).

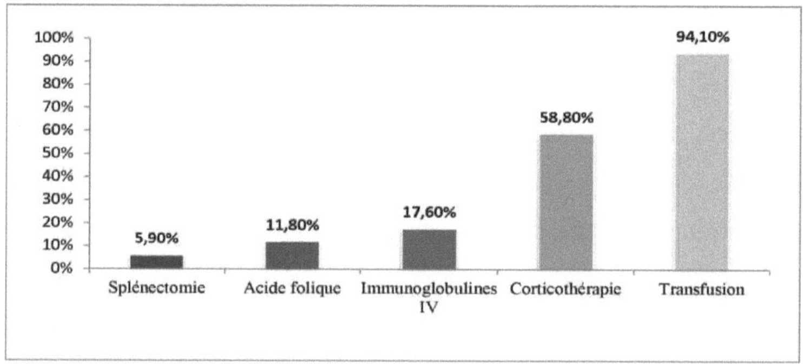

Figura 21: Tratamentos utilizados no tratamento dos nossos doentes

O desempenho da transfusão foi bom, moderado e mau em 4/16, 8/16 e 4/16 dos casos, respetivamente (Figura 22).

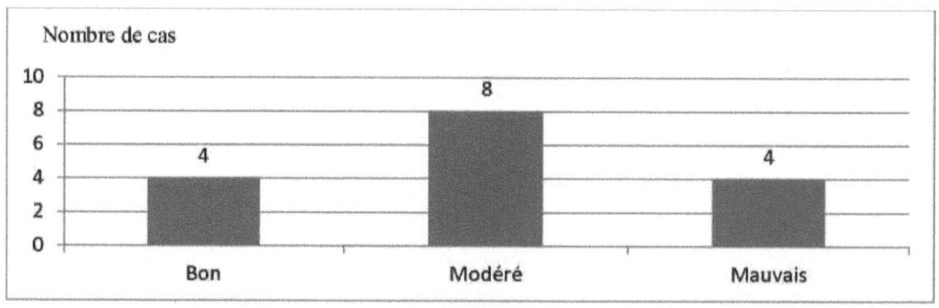

Figura 22: Desempenho da transfusão nos nossos doentes (n=16)

A terapêutica com corticosteróides foi administrada em 10/17 doentes e foi eficaz em 4/10 casos; um doente entrou em remissão, depois recidivou e foi curado com a terapêutica com corticosteróides, enquanto dois doentes se tornaram resistentes aos corticosteróides (Figura 23).

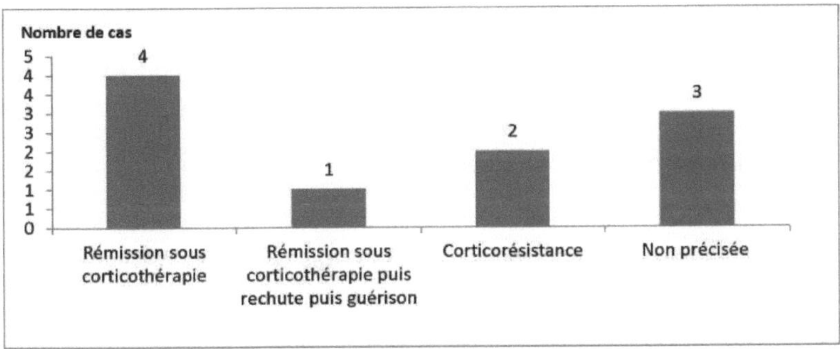

Figura 23: Resposta à terapêutica com corticosteróides nos nossos doentes (n−10)

No total, foi registada uma cura definitiva em 9/17 (52,9%) dos doentes, um dos quais teve uma remissão espontânea. Em 6/17 (35,3%) casos foi registado um desfecho ainda não especificado, que se perdeu no seguimento ou que estava a ser seguido. Foram registados dois casos (11,8%) de morte (Figura 24).

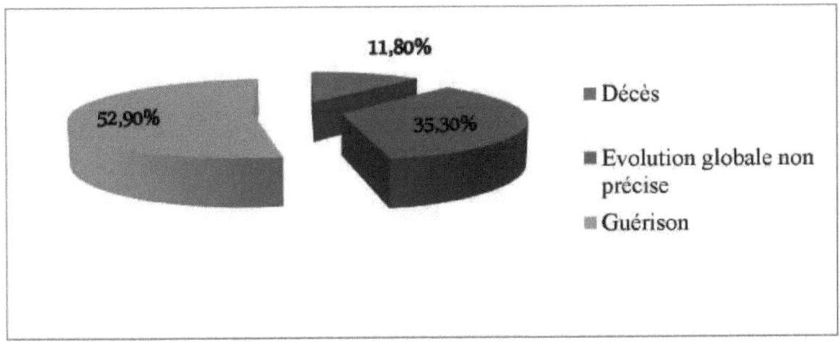

Figura 24: Evolução global da AHAI na nossa série (n=17)

3.1.8. Complicações

Na nossa série, as complicações relacionadas com o AHAI foram registadas em apenas um doente, que desenvolveu cardiomiopatia dilatada. Foram registados sinais de impregnação por cortisona em 3 doentes.

3.2. Estudo analítico

> A hemólise na HAI aguda transitória (8/17 casos) teve um início súbito em todos os casos (100%). Nas formas crónicas (8/17 casos), a hemólise tendeu a ser progressiva (87,5%) P = 0,001 (Figura 25).

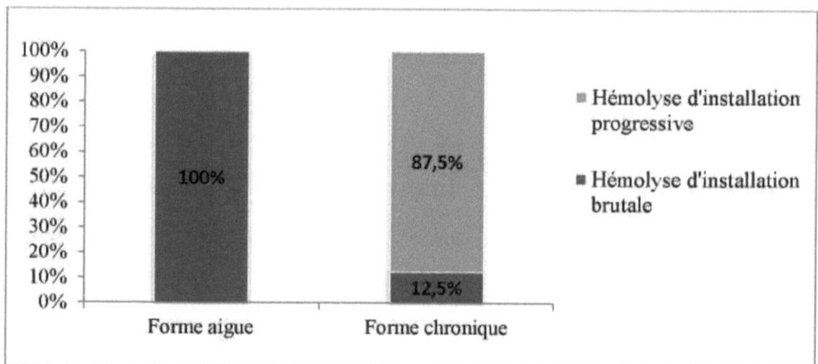

Figura 25: Classificação progressiva da AHAI de acordo com o modo de início da hemólise

> A maioria dos doentes com IACS aguda (6/8) tinha menos de 4 anos de idade, tal como os doentes com IACS crónica (5/8 casos) (P= 0,84).

> AHAI com TCD IgG + C3d tendeu a evoluir para cronicidade (62,5%). Os pacientes com TCD do tipo C3d tenderam a ter HAI

aguda P=0,44 (Figura 26).

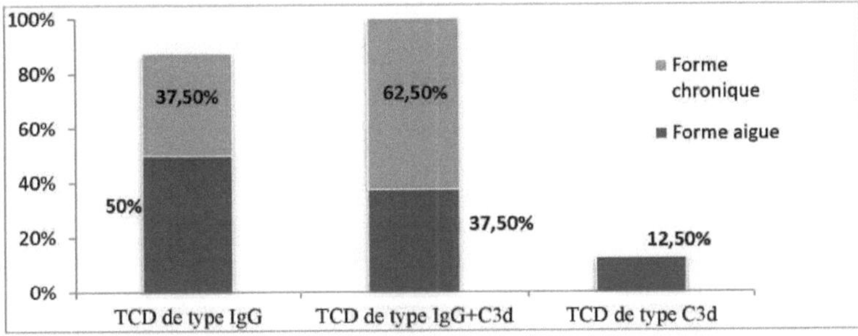

Figura 26: Alterações no AHAI de acordo com o tipo de DBT

> Na nossa população, observámos uma correlação significativa entre as formas progressivas de HAI e o prognóstico (P = 0,018). De facto, 75% (6/8) das IACS agudas evoluíram para recuperação. Nas formas crónicas, apenas 3/8 doentes (37,5%) ficaram curados (Figura 27).

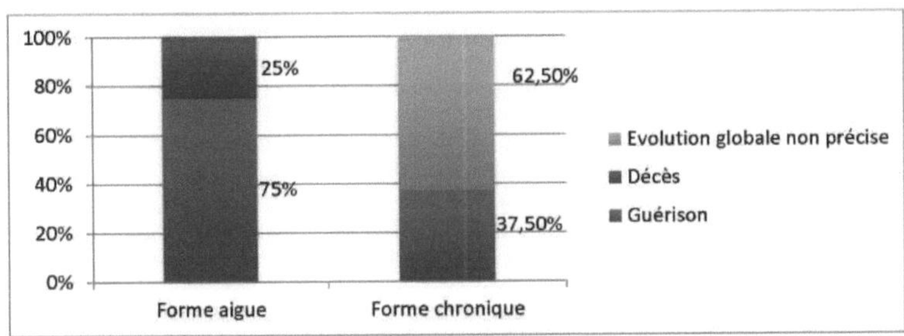

Figura 27: Classificação progressiva e prognóstico da AHAI

> Com exceção do caso SE, que teve uma evolução global pouco clara, as outras formas idiopáticas (4 casos) evoluíram todas para a recuperação (100%). Entre as formas secundárias (12 casos), 5/12 (41,6%) dos doentes foram considerados curados, tendo sido registados 2 casos de morte (AHAI associada à leishmaniose

visceral).

P = 0,9 (Figura 28).

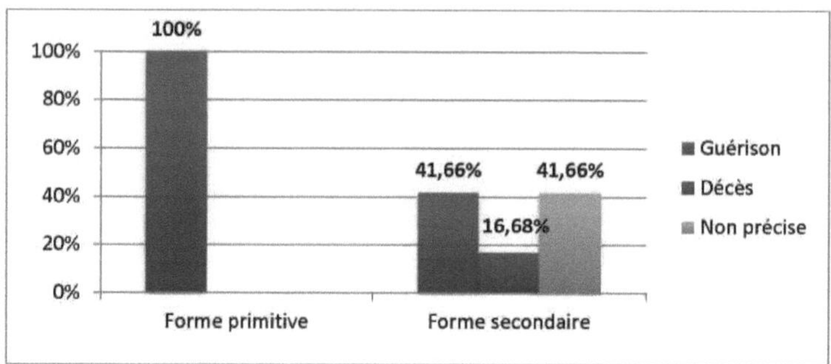

Figura 28: Classificação etiológica e prognóstico da AHAI

> Os doentes que não receberam tratamento adjuvante de corticosteróides tinham maior probabilidade de desenvolver sinais de impregnação de cortisona. Estes efeitos adversos estavam presentes em 28,6% dos doentes que receberam apenas corticosteróides, em comparação com 10% dos doentes que receberam tratamento adjuvante. P = 0,53 (Figura 29).

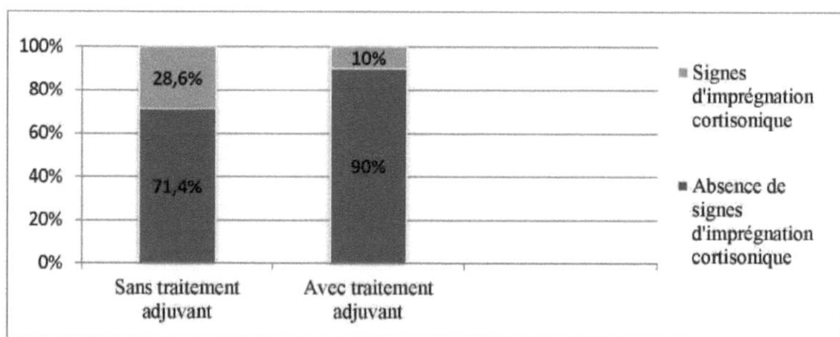

Figura 29: Avaliação do efeito do tratamento adjuvante com corticosteróides no aparecimento de sinais de impregnação de cortisona.

4. Discussão

O objetivo do nosso estudo foi o de investigar o perfil epidemiológico, clínico-biológico, terapêutico e evolutivo do AHAI. No entanto, o carácter retrospetivo do estudo, os critérios de inclusão rigorosos, a raridade da doença e o facto de estar circunscrito a um único centro hospitalar e a um único serviço clínico fizeram com que a nossa série pessoal fosse numericamente modesta. De facto, durante um período de 10 anos (de 2004 a 2014), conseguimos recolher apenas 17 casos de AHAI em crianças, 16 casos eram AHAI isolados e apenas um doente tinha AHAI associada a PTI, conhecida como SE.

4.1. Epidemiologia

4.1.1. Frequência

Na nossa série, o número de novos casos de AHAI diagnosticados em crianças na EPS Farhat Hached variou de 1 a 4 casos por ano. Este valor muito baixo confirma os dados publicados sobre esta patologia. De facto, trata-se de uma patologia relativamente rara, uma vez que os estudos epidemiológicos encontraram uma incidência de cerca de 1 a 4 casos por 100 000 habitantes por ano no mundo ocidental, provavelmente inferior na população pediátrica, onde a incidência é também inferior a 0,2 por 100 000 habitantes. Na realidade, este número subestima a sua frequência porque muitas vezes não tem em conta as formas associadas a outra patologia que por vezes está na vanguarda [23, 27, 37]. Em 2004, a Sociedade Francesa *de* Hematologia e *Imunologia (SHIP)* lançou um observatório nacional de crianças com AHAI, que decorreu até dezembro de 2007. Durante este período, o número de novos casos por ano variou entre 15 e 35, confirmando a raridade desta patologia [30].

4.1.2. Idade

Nos nossos doentes, a idade média ao diagnóstico foi de 3 anos, com um claro predomínio de IAAA antes dos 4 anos (11/17 casos). Este facto está de acordo com a literatura, que refere que as IACS podem ocorrer em qualquer idade, embora sejam mais raras em crianças do que em adultos. Afectam principalmente crianças com menos de 4 anos de idade e adultos com mais de 40 anos. De facto, as maiores séries pediátricas estimam que mais de 60% têm menos de 4 anos de idade, com uma idade média de diagnóstico de 3,7 anos [12, 17, 28]. Um estudo retrospetivo realizado na unidade imuno-hematológica do banco de sangue da Universidade "La Sapienza" de Roma, entre 1986 e 2003, mostrou que o pico de incidência de AHAI foi nos primeiros 4 anos de vida [38]. Da mesma forma, no estudo prospetivo da Sociedade Francesa de Hematologia e Imunologia, a AHAI foi mais comum antes dos 4 anos de idade, com 21% (57/265) com menos de 1 ano [30]. Esta ocorrência frequente de AHAI antes dos 4 anos e depois dos 40 anos pode dever-se, respetivamente, ao predomínio de formas agudas transitórias nas crianças e ao aumento da frequência de formas crónicas e de neoplasias malignas linfoproliferativas nos idosos [17, 39].

4.1.3. Género

O nosso estudo mostrou uma predominância do sexo feminino (58,8%) com um rácio de 0,7. O estudo realizado em crianças por Tantawy et al. também mostrou que entre 32 crianças com AHAI, 25 (78%) eram raparigas [40]. No entanto, de acordo com outras séries pediátricas, como a de Habibi et al [6], essa predominância se inverte e passa a ser mais masculina. Da mesma forma, Vaglio et al [38] encontraram no seu estudo uma relação de género próxima da unidade (51 rapazes e 49 raparigas). Esta variabilidade na distribuição dos géneros continua mal explicada. Deve também notar-se que, na idade adulta, o AHAI é caracterizado por uma discreta predominância feminina. O rácio homem/mulher é de 0,5 a 0,6 [16, 30].

4.1.4. Factores genéticos e antecedentes familiares

Na nossa série, verificámos a existência de consanguinidade familiar em 13/17 (76,5%) dos doentes, embora não tenham sido detectados casos familiares de AHAI. A existência de um componente hereditário no desenvolvimento da AHAI é um assunto controverso. Várias publicações de longa data têm reportado múltiplos casos familiares de AHAI, sublinhando a existência de uma certa predisposição genética para o desenvolvimento de uma doença autoimune (Quadro VI):

Tabela VI: Casos familiares publicados de AHAI [6].

Autores	Membros da família afectados
Kissmeyer-Nielsen et al	Mãe e filha
Dobbs	Dois irmãos e uma irmã
Shapiro	Cinco irmãos e irmãs
Zuelzer et al	Dois gémeos monozigóticos.
Jensen et al.	Cinco irmãos e irmãs
Habibi et al.	Gémeos monozigóticos Mãe e filho

Por outro lado, até 2010, alguns autores defendiam que estas publicações não tinham uma base genética, segundo eles, o AHAI não tem predisposição conhecida, não tem pré-seleção etária e não tem componente hereditário familiar [18]. Em 2011, Aladjidi et al. identificaram uma predisposição genética e distúrbios imunitários subjacentes à AHAI. A sua coorte nacional francesa é conhecida como a maior série de AHAIs na infância, dado o âmbito do estudo que realizaram (265 crianças) e a recolha sistemática de dados familiares dos doentes [30].

Na nossa série, não detectámos nenhum caso de AHAI com uma história familiar de uma doença autoimune. ^{0}De acordo com a coorte francesa anteriormente citada, foram identificadas patologias imunológicas familiares em 15% (41/265) dos casos [30].

4.2. Diagnóstico clínico

4.2.1. Como se desenvolve a anemia

Na nossa série, a hemólise foi de início súbito em 10/17 casos (58,8%), resultando em 2 mortes. Nos restantes doentes, o início dos sintomas foi progressivo. Para além disso, verificámos uma correlação significativa entre as formas progressivas de AHAI e o modo de início da anemia (P= 0,001). De facto, em todas as IHAA agudas (8/8), a hemólise foi súbita. No entanto, nas formas crónicas, a hemólise foi principalmente progressiva (7/8 casos). Os nossos resultados são apoiados pelas publicações de Habibi et al (Quadro VII).

Tabela VII: Progressão da AHAI de acordo com o modo de início da hemólise na série de Habibi et al [41].

	Série Habibi et al.	
	IACS aguda (N=34)	IACS crónica (N= 46)
Início súbito de hemólise	21	15
Hemólise progressiva	13	31

4.2.2. Aspectos clínicos

A sintomatologia da HAI depende da velocidade e intensidade da hemólise
[6]. No nosso estudo, as principais manifestações clínicas da doença nos
nossos doentes foram muito semelhantes às descritas na literatura (Quadro
VIII).

Tabela VIII: Sinais clínicos de AHAI nos nossos doentes em comparação
com outras séries pediátricas

Sinais clínicos de AHAI	Estudo retrospetivo egípcio (n =32) [40].	Habibi.B et al série (n= 80) [41]	O nosso estudo (n =17)
Esplenomegalia	17	44	10
Hepatomegalia	17	24	10
Febre	11	-	9
Icterícia	26	70	11
Palidez	32	65	17
Acrocianose	-	-	0
Hemoglobinúria	-	2	-

Na literatura, em crianças pequenas, a doença é frequentemente descrita
como sendo precedida por uma febre inespecífica. Em todos os casos, a
criança apresenta conjuntivas pálidas e iterícia ao exame. A esplenomegalia
é típica da AHAI "quente", enquanto a hemoglobinúria ou acrocianose é
sugestiva de AHAI "fria" [2]. Garrett F. Bass et al. referiram que estes sinais
clínicos podem, por vezes, ser ofuscados por doenças subjacentes. No caso
da HPF, após alguns minutos a algumas horas de exposição ao frio, o doente
desenvolve normalmente cólicas abdominais, dores de cabeça,
frequentemente seguidas de arrepios e febre. A primeira urina após o início
dos sintomas contém geralmente Hb [10].

Em determinadas circunstâncias, a AHAI pode ser assintomática. De facto,

McGann et al. relataram o caso de uma menina de um ano de idade que desenvolveu AHAI do tipo CDT IgA. A doente era clinicamente assintomática, com sinais vitais normais, sem palidez, iterícia ou hepatoesplenomegalia. A anemia foi descoberta incidentalmente durante um exame laboratorial de rotina que revelou um nível de Hb de 9 g/dl [42].

4.3. Diagnóstico biológico

4.3.1. Contagem sanguínea

Na nossa série, a anemia era grave (Hb <4 g/dl) em 4/17 doentes, enquanto mais de metade (9/17) tinha anemia moderada (Hb 4-6 g/dl). A anemia era normocítica, macrocítica e microcítica em 10/17, 3/17 e 4/17 casos, respetivamente. A literatura refere que os valores de Hb são altamente variáveis com valores baixos. Biologicamente, o diagnóstico de AHAI é evocado por uma anemia que é classicamente normocrómica, macrocítica e regenerativa. No entanto, é de salientar que estes sinais biológicos podem estar ausentes ou abolidos por patologias subjacentes associadas à AHAI [22, 23, 34] [22]. A regeneração da medula óssea, uma situação normalmente esperada nesta doença, foi encontrada em apenas 8/17 (47,05%) dos nossos doentes. De forma semelhante, Aladjid et al. verificaram que 45/223 crianças apresentavam uma contagem de reticulócitos inferior a 100.000 aquando do diagnóstico [12].

Os doentes com AHAI arteriogénica (7 casos) da nossa série não receberam suplementação de folato e os níveis de Hb não ultrapassaram os 6 g/dl. Em 6/7 destes casos, a AHAI era secundária a outra patologia: leishmaniose visceral (1 caso), imunodeficiência (1 caso), beta-talassemia major (4 casos). De facto, os dados da literatura sugerem que a maioria dos casos de reticulocitopenia são observados em doentes cuja função da medula óssea está deprimida por patologias subjacentes, infecções, produtos químicos tóxicos ou deficiência nutricional. Estes doentes podem desenvolver rapidamente anemia grave e a transfusão precoce pode ser indicada [17].

Embora a resposta eritrocitária na IACS "quente" seja variável, a contagem de reticulócitos é geralmente elevada e quando excede 20%, a IACS é altamente provável, mas uma contagem de reticulócitos normal ou mesmo reduzida pode, no entanto, ser observada em 10 a 20% dos casos de IACS em 3 situações:

- Nas fases muito precoces da AHAI, a hiper-reticulocitose pode ser retardada por alguns dias.

• Quando os AAC são dirigidos contra antigénios comuns aos eritrócitos maduros e aos reticulócitos e/ou eritroblastos.

• Em casos de deficiência de folato associada [4, 22, 34].

4.3.2. Síndrome de hemólise biológica

A natureza hemolítica da anemia no nosso doente foi facilmente identificada pelo aumento moderado da LDH (100% dos casos) e/ou da bilirrubina não conjugada (UB) (76,4% dos casos) e, sobretudo, pela diminuição da haptoglobina em todos os casos em que foi testada.

Embora todos os nossos doentes apresentassem níveis de LDH bastante elevados, a elevação dos níveis de LDH é inconsistente com o diagnóstico de AHAI (80%) [29].

Quando presente, a hiperbilirrubinemia livre é altamente sugestiva de HA [17].

No nosso estudo, apenas cinco doentes efectuaram um teste de haptoglobina, que se revelou baixo. Isto deve-se ao facto de a Hb libertada no plasma após a hemólise se ligar à haptoglobina, a sua proteína de transporte. A queda constante dos níveis de haptoglobina foi confirmada como o marcador mais sensível de hemólise (sensibilidade de 95% na ausência de síndrome inflamatória associada) [17, 22, 27, 29].

4.3.3. Diagnóstico imunohematológico da AHAI

4.3.3.1. Teste direto de Coombs

Todos os doentes incluídos na nossa série tinham um DTC positivo.

Alguns autores sugerem que o DBT, a pedra angular do diagnóstico, é positivo em 95% dos casos de HAI. É necessário e suficiente para confirmar a natureza autoimune da HA [27]. No entanto, de acordo com a literatura, o DBT positivo é uma condição necessária mas não suficiente para o diagnóstico de HAI [27].

Um DBT positivo é encontrado em 0,5 a 8% dos doentes hospitalizados, mesmo que não haja HA, e em 1,4% dos indivíduos saudáveis. Por conseguinte, se um teste for positivo, deve ser interpretado de acordo com o contexto clínico [33, 36].

O TCD na nossa série revelou uma predominância de AHAI com TCD do tipo IgG + C3d/ IgG encontrado em 16/17 casos. Apenas foi registado um caso do tipo C3d. Esta predominância de formas IgG+C3d/IgG foi também registada por Aladjidi et al (Quadro X).

Tabela IX: Tipo de DTC (nossa série / série de Aladjidi et al.) [30].

Tipo de DCT	Nathalie Aladjidi et al	A nossa série
Ig G	42 %	41.2 %
IgG +C3d	32 %	52.9 %
C3d	24 %	5.9 %
Ig A	1 %	-

De acordo com as primeiras publicações, na população pediátrica, a grande maioria das IACS pós-infecciosas estava associada a TCD do tipo complemento com ou sem aglutininas frias elevadas, enquanto as formas crónicas eram acompanhadas por TCD IgG ou mista [41] . Este conceito foi posteriormente contestado por Aladjidi e colegas, que demonstraram que, em 74% dos casos estudados, o TCD era IgG/IgG+C3d (Tabela X) [30]. Com base no tipo de TCD e no ótimo térmico, foi possível distinguir 2 classes de AHAI, nomeadamente AHAI "quente" (15/17) e AHAI "mista" (1/17). No entanto, no caso em que o CDT era C3d com ausência de aglutininas a frio a +4 T negativo, não foi possível distinguir entre AHAI a frio (HBDL: teste biológico não efectuado) e AHAIM (noção de toma de buprofeno e de augmentina com evolução espontaneamente favorável aquando da interrupção do tratamento). Este predomínio da forma quente nas crianças da nossa série foi também encontrado noutros estudos, como mostra o Quadro XI.

Tabela X: Classificação AHAI (nossa série / série Vaglio / série Sokol).

	Série Vaglio et al n= 100 [38]	Sokol et al série n= 42 [43]	A nossa série n= 17
AHAI quente	64	16	15
AHAI frio — AHAI com aglutininas a frio	26	5	0
AHAI frio — HBDL	6	17	1 suspeita
AHAI misto	4	4	1

4.3.3.2. Eluição

Na nossa série, 8/17 doentes foram submetidos a eluição. No entanto, dadas as armadilhas e os parâmetros técnicos envolvidos na realização deste procedimento, apenas se obteve um resultado positivo em metade dos casos, tendo todos eles apresentado AACs com especificidade anti-antigénio de elevada frequência, provavelmente do sistema RH. Num doente, verificámos, num determinado momento do seguimento, uma alteração transitória desta especificidade anti antigénio público para anti-e. Isto não é surpreendente, uma vez que a natureza e a especificidade dos AACs podem mudar frequentemente durante o curso da doença [6]. Além disso, os AAC de IgG têm geralmente uma especificidade anti-RH, sendo que a especificidade menos rara continua a ser a especificidade "e", mas na maioria das vezes o AAC é dirigido contra o antigénio público transportado por todos os glóbulos vermelhos com um fenótipo RH normal [44]. [aabab]Para além do sistema RH, outros antigénios de determinados sistemas de grupos sanguíneos podem ser alvo de AAC (anti-LW , anti-LW , anti-S, anti-U, anti-En , anti-Wr , antiGerbich, anti-M, anti-N, anti-Pr) [14].

Vaglio e colaboradores referiram que a eluição direta era negativa em casos de TCD negativo ou de complemento positivo isolado. Também demonstraram que, quando a eluição era positiva, os AACs eluídos tinham uma especificidade óbvia em apenas 5 casos de AHAI quente, nomeadamente: anti-e (3/5), anti-D (1/5), anti-Ce (1/5) [38]. Embora a especificidade anti-D já tenha sido citada por Vaglio, Bercovitz et al. reivindicaram recentemente a responsabilidade exclusiva pela descoberta de um caso de AHAI primária "quente" com AAC IgG de especificidade anti-D num doente de um ano de idade [32]. Na Tunísia, Oucheri et al. identificaram um autoAC com especificidade anti-D num adulto com um fenótipo D tipo 4.0 seguido por uma síndrome mielodisplásica e tratado regularmente com transfusões [45].

ᵃA especificidade anti-Jk raramente foi descrita. ᵃFoi apenas em 2013 que Giovannetti et al. relataram o caso de uma menina de 5 anos que desenvolveu AHAI "quente" associada à infeção por Parvovírus B19, sendo o AAC identificado específico para o anti-Jk [31].

4.3.3.3. Estudo do soro

O soro pode conter anticorpos que não são totalmente absorvidos pelas hemácias. Em nossos pacientes, 14 casos foram testados para AAC. O resultado foi positivo para AAC com um padrão de pan-aglutinação em 8/14 dos doentes. Apenas um doente, conhecido por ser beta-talassémico, desenvolveu um alo-CA de especificidade anti-c associado ao AAC. A presença de alo-CAs associados na AHAI não é uma ocorrência invulgar. De facto, o estudo pediátrico realizado por Vaglio et al. referiu que os alo-AC estavam também presentes no soro de 5/100 doentes regularmente transfundidos com AHAI secundária. A especificidade destes alo-AC foi respetivamente: anti-E, anti-E, anti-K, anti-C + anti-Kpa, Anti-E + anti-JKb + anti-S + anti-K [38].

4.4. Diagnóstico etiológico

4.4.1. Infecções

As infecções estão classicamente associadas a formas agudas transitórias de IACS. Algumas foram claramente identificadas, mas muitas IACS estão associadas a condições infecciosas não identificadas [14].

4.4.1.1.   Infecções virais

Apesar de a etiologia viral ser uma causa predominante de AHAI em animais domésticos, encontrámos apenas um caso de infeção por CMV. O AHAI associado à infeção por CMV também foi relatado na literatura. Saeko Kaneko et al. descreveram o caso de um menino japonês de 1 ano de idade com AHAI negativo para CDT associado a infeção por CMV [46]. Além disso, Tantawy et al. mostraram que de 13 serologias de CMV efectuadas nos seus estudos, 7 eram positivas [40]. Na nossa série, outra etiologia viral (influenza) foi mantida sem comprovação serológica, dada a existência de um contexto infecioso que antecedeu a crise hemolítica. A infeção pelo vírus influenza raramente tem sido implicada na ocorrência de AHAI [47]. De facto, foram relatados 2 casos, respetivamente por Chen et al [48] e Schoindre et al [49].

Na literatura, as etiologias virais mais frequentemente associadas à AHAI são a mononucleose infecciosa (MI) e a hepatite viral [14, 50]. A anemia hemolítica está presente em 1 a 3% dos casos de MI. Na maioria das vezes, envolve aglutininas frias IgM com especificidades anti-i [50]. A AHAI também tem sido frequentemente notificada em associação com as hepatites A, B e C [20, 51] e só em 2009 é que Pandey e colegas [52] relataram o caso de uma menina de 9 anos que desenvolveu AHAI com uma evolução espontaneamente favorável após a infeção pelo vírus da hepatite E.

Na nossa série, a serologia para o VIH (vírus da imunodeficiência humana) foi negativa em 14/17 casos. De acordo com a literatura, a AHAI raramente complica a infeção pelo VIH, embora a positividade do TCD em doentes infectados pelo VIH seja estimada em 20-40%, e este teste raramente seja acompanhado de hemólise [53].

Os nossos doentes não foram testados para a varicela. De facto, a AHAI é uma complicação rara da varicela. Esta associação foi descrita numa rapariga de 11 anos de idade e a evolução foi favorável sob tratamento com corticosteróides [37].

Além disso, foram descritas múltiplas etiologias virais na recente coorte francesa. De facto, em 22% (49/219) dos casos investigados microbiologicamente, o diagnóstico inicial de HAIA foi concomitante com uma infeção bem definida: EBV (n = 11), parvovírus (N = 5), rotavírus (n = 4), herpesvírus humano 6 (n = 3), adenovírus (N = 1), herpesvírus humano 1 (n = 1) e enterovírus (n = 1) [30].

4.4.1.2.   Infecções bacterianas

Na nossa série, não detectámos nenhum caso de AHAI secundária a infeção bacteriana. No entanto, na literatura, esta etiologia tem um papel predominante na AHAI em crianças, essencialmente a pneumonia por micoplasma associada a aglutininas do frio e a sífilis [14, 40, 54].

4.4.1.3.   Parasitas

Nos nossos doentes, a procura de uma etiologia infecciosa parasitária mostrou uma predominância de casos de AHAI associados à leishmaniose visceral, afectando cinco dos seis casos pós-infecciosos. Embora a anemia seja um achado comum, a AHAI positiva para CDT foi raramente relatada com LV [55, 56]. Pensa-se que a ativação da via do complemento pela formação de complexos antigénio-AC circulantes é o mecanismo mais provável [57].

A associação AHAI-LV foi descrita pela primeira vez em 1930 [58]. Desde então, foram relatadas outras publicações na população pediátrica, principalmente em doentes de regiões endémicas de leishmaniose, como a Índia, o Bangladesh, o Nepal e o Sudão [55, 56, 58].

Teulade et al. também relataram o caso de uma menina de 3 anos que contraiu uma LV com produção de ACC e cuja evolução foi favorável sob tratamento com anfotericina lipossómica [59].

Há poucos estudos tunisinos disponíveis sobre este assunto, mas a equipa liderada por Braham et al, no Hospital Fattouma Bourguiba em Monastir, relatou um caso de LV associada a AHAI num adolescente de 18 anos com um TCD IgG positivo [57].

Devido à natureza muito rica e inespecífica das suas manifestações clínicas, a LV pode imitar uma doença sistémica, pelo que é possível que os doentes com LV, erradamente diagnosticados como tendo uma doença autoimune, possam ser tratados com medicamentos imunossupressores, cujas consequências podem ser fatais. O diagnóstico da LV é fácil desde que seja considerado, o que evita um grande número de investigações desnecessárias ou agressivas [58, 59].

Nenhum dos nossos doentes tinha apresentado AHAI secundária à malária, no entanto, a AHAI é uma complicação frequentemente encontrada na malária, particularmente com *Plasmodium falciparum* e *Plasmodium vivax.* [60, 61]. Até 2013, não tinha sido notificado nenhum caso de AHAI associado à infeção por *Plasmodium ovale*. Desde então, esta associação foi descrita numa criança de 3 anos da África subsariana [62].

4.4.2. AHAI associada a outras manifestações auto-imunes

A associação com outras manifestações auto-imunes tem sido relatada principalmente no contexto de AHAI "quente" [14]. Na nossa série, não encontrámos casos secundários ao lúpus eritematoso sistémico (LES); no entanto, apenas um doente apresentava SE idiopática. Esta última corresponde à combinação de AHAI e púrpura trombocitopénica autoimune (PTI) ocorrendo simultaneamente ou em sucessão. Os nossos resultados são confirmados pelos dados da literatura, uma vez que o LES e a SE são as condições mais frequentemente relatadas, particularmente em crianças [15, 63].

No estudo retrospetivo egípcio [40] e na coorte francesa [30], a SE foi encontrada em 50% e 37% das crianças, respetivamente. Em contraste, os estudos de H. Eddou et al [33] e Chi Young et al [64] relataram que a SE é uma condição relativamente rara encontrada em menos de 1% dos pacientes com PTI e menos de 5% dos pacientes com AHAI. Algumas dificuldades podem surgir na prática diária, levando a um sobrediagnóstico desta entidade. H. Eddou et al. salientaram que a presença de citopenias num contexto imunológico não é suficiente para fazer o diagnóstico de ES. As síndromes mielodisplásicas, por exemplo, quando associadas a citopenias de origem periférica, podem constituir um problema de diagnóstico diferencial com a ME [33].

Na sua série, Nathalie Aladjidi et al. relataram 3 casos de AHAI associados ao LES. O diagnóstico de LES foi feito após a descoberta do AHAI [30].

4.4.3. Deficiência imunitária

Na nossa série, a imunidade humoral foi investigada em 9 doentes e a imunidade celular em 4. Encontrámos apenas um caso de AHAI secundário a uma imunodeficiência, sendo o doente portador da síndrome de Kostman (neutropenia congénita).

De acordo com a literatura, as imunodeficiências constitucionais (e adquiridas) predispõem à AHAI [12]. Dos vários tipos de imunodeficiência, três estão mais frequentemente associados a manifestações auto-imunes: a imunodeficiência comum variável (IDCV), a SLPA e a deficiência isolada de IgA. Para além das infecções recorrentes, os doentes com IDCV estão expostos a um risco acrescido de desenvolver doenças auto-imunes, incluindo a AHAI (2,8% a 6,4% dos casos) [63, 65, 66].

4.4.4. Anomalias hereditárias da hemoglobina

Na nossa série, a AHAI foi secundária a uma anomalia hereditária da Hb em 4 doentes (23,5%), todos com beta talassémia major.

Esta associação está bem estabelecida na literatura. Vaglio et al. descreveram-na em 5/100 doentes, 4 dos quais com beta-talassémia major e o quinto com doença falciforme associada [38].

A autoimunização anti-eritrocitária é um distúrbio imunitário frequentemente relatado em doentes politransfundidos [66]. Um estudo prospetivo na Tunísia envolvendo 130 doentes beta-talassémicos transfundidos regularmente mostrou que 40% dos doentes desenvolveram um CDT positivo, enquanto a AHAI foi detectada em apenas 21% dos doentes [67].

Os AACs podem ser do tipo frio ou quente. Estão mais frequentemente associados à existência de alo-AC anti-eritrocitário [66]. Foi relatado que a frequência desta associação varia de 25 a 30% na talassemia e de 8 a 45% na doença falciforme [66]. No nosso estudo, apenas um doente com beta talassémia desenvolveu alo-AC (anti-c) associado a AAC.

Por outro lado, outros autores sugerem que a autoimunização anti-eritrocitária e o desenvolvimento de AHAI podem ser uma complicação da transfusão alogénica de hemácias [38].

4.4.5. Tumores sólidos

Nenhum dos nossos doentes apresentava um tumor sólido. No entanto, em todas as diferentes séries publicadas de AHAI em crianças, foram relatados vários tumores sólidos. A cura do AHAI após a remoção do tumor sugere a existência de uma relação entre os dois, daí a importância de procurar um tumor associado. Na literatura, os mais frequentemente relatados são os teratomas do ovário, timomas e tumores gástricos [14, 68, 69, 70].

4.4.6. Hemopatias malignas

Na nossa série, não encontrámos nenhum caso de AHAI secundário a malignidade hematológica. Isto deve-se provavelmente ao facto de estas patologias serem recrutadas para o serviço de hematologia clínica.

Além disso, de acordo com a literatura, ao contrário dos adultos, a doença maligna raramente é revelada ou acompanhada por AHAI em crianças [12, 14].

De acordo com um estudo retrospetivo que abrangeu os últimos 25 anos, realizado em 2011 entre os centros membros da Sociedade Francesa de Cancro da Criança e do Adolescente (SFCE), entre 11 crianças com doença de Hodgkin, uma tinha AHAI associada e a outra SE [11].

Além disso, em adultos, a evolução clínica da leucemia linfocítica crónica (LLC) pode ser complicada a qualquer momento por fenómenos auto-imunes [71], incluindo AHAI, com uma frequência que varia entre 4,5% e 11% [71,72]. De facto, Moreno et al. referiram que, entre 960 doentes com LLC,

6% dos casos foram complicados por AHAI e 0,1% por SE [74]. Do mesmo modo, Zent e Kay registaram uma incidência de 2,3% de LLC complicada por um AHAI [75].

4.4.7. AHAI induzida por fármacos (AHAIM)

Na nossa série, apenas num caso se suspeitou de AHAI secundária a medicação. O doente tinha recebido ibuprofeno e augmentin durante 15 dias para tratar episódios recorrentes de gripe. O aspeto escuro da urina e a iterícia desapareceram quando o tratamento foi interrompido. O envolvimento do ibuprofeno, da penicilina e dos inibidores da beta-lacateína no desenvolvimento de AHAI tem sido referido na literatura [4]. De facto, um estudo recente, datado de 2013, centrou-se na incriminação do ibuprofeno num doente que sofria de AHAI. Foi obtida uma recuperação hematológica progressiva no prazo de 3 dias após a interrupção deste tratamento [76].

O AHAIM tem uma incidência de um caso por milhão de habitantes e pode ter um curso fatal. Bollotte et al. mostraram que esta forma de AHAI pode ocorrer tanto em crianças como em adultos, independentemente do sexo [21]. Vaglio.S e colegas referiram que, nas crianças, os fármacos estão menos frequentemente associados a AHAI, provavelmente porque a maioria dos fármacos que podem induzir AHAI, como a alfa-metildopa no passado, não são prescritos a crianças. Quando ocorrem, os AHAIMs em crianças são geralmente devidos a AACs do tipo IgG e estão mais frequentemente associados a antibióticos como a penicilina [38].

O primeiro caso de um AHAIM foi registado em 1950. O número de medicamentos que causam HAIA aumentou significativamente, de 30 em 1980 para 130 em 2011 [4, 71]. Entre o impressionante número de fármacos que podem causar AHAI, contam-se os que podem ser administrados a crianças: penicilina, cefixima, inibidores da beta-lactamase, furosemida, ibuprofeno, ácido mefenâmico, insulina, isoniazida, metotrexato, teicoplanina, rifampicina, ticarcilina, vancomicina, etc. [21, 77-79]. [21, 77-79].

4.4.8. Novas associações

A síndrome MYH9 é uma doença autossómica dominante causada por uma mutação no gene MYH9 do cromossoma 22, que codifica a proteína NMMHC-IIA5 *(non muscle myosin heavy chain IIA)*. O diagnóstico pode ser suspeitado aquando do exame do esfregaço sanguíneo, que revela macroplaquetas associadas a inclusões leucocitárias conhecidas como "pseudo-corpos de Dhole". O primeiro caso de AHAI associado à síndrome MYH9 foi relatado em 2012 num homem de 28 anos. Este caso sugere uma associação incidental, mas serve para relembrar a importância da análise do esfregaço sanguíneo em qualquer hemólise com trombocitopenia [80].

4.5. Tratamento da AHAI

O tratamento da AHAI depende, antes de mais, da sua tolerância, que por sua vez depende da rapidez e gravidade da queda da hemoglobina e dos antecedentes do doente [13].

4.5.1. Tratamento das IACS "quentes

4.5.1.1.   Terapia com corticosteróides

A terapêutica com corticosteróides é geralmente prescrita numa dose de 1 a 2 mg/kg/d de equivalente de prednisona durante 3 a 4 semanas. Se houver uma resposta inicial, a dose é então reduzida lentamente durante um período que varia, segundo os autores, de 4 a 12 meses, uma vez alcançada a remissão. Parece que um período de 3 a 4 semanas é necessário e suficiente para avaliar a eficácia da terapêutica com corticosteróides [13, 14, 16].

Na nossa série, a terapêutica com corticosteróides foi administrada como tratamento de primeira linha em 10 doentes (58,8%), 4 dos quais (40%) se revelaram sensíveis aos corticosteróides e entraram em remissão com este tratamento, enquanto outros dois desenvolveram corticorresistência. Os nossos resultados são semelhantes aos do estudo retrospetivo egípcio em que 15/32 (46,9%) dos doentes tiveram uma resposta completa aos corticosteróides após 1 mês. No entanto, alguns autores verificaram que a taxa de resposta aos corticosteróides é da ordem dos 70 a 80% em 1 a 3 semanas [2, 12].

No estudo prospetivo francês, Aladjid et al. referiram que 41% (86/209) dos doentes sob terapêutica com corticosteróides necessitaram de tratamento de segunda linha devido a corticodependência ou corticorresistência [12]. Estes resultados foram também apoiados pela publicação de Michel M, que afirmou que cerca de 60 a 70% dos doentes que inicialmente respondiam bem recaíam se o tratamento fosse interrompido prematuramente, tornando-se assim dependentes de corticosteróides [22].

Apesar da diversidade de valores que expressam a taxa de resposta à terapêutica com corticosteróides, de acordo com os dados da literatura, esta modalidade terapêutica continua a ser o tratamento de primeira linha essencialmente para as AHAI IgG "quentes", incluindo as secundárias a hemopatias linfóides malignas para as quais a introdução de um tratamento específico é desnecessária [2, 12].

4.5.1.2. Esplenectomia

Na nossa série, a esplenectomia foi realizada como tratamento de segunda linha num único doente corticorresistente, mas não teve qualquer efeito na evolução da AHAI. Isto pode ser explicado pela localização do sequestro de hemácias, provavelmente no fígado, apesar do facto de o doente ter AHAI de IgG quente.

De acordo com a literatura, a esplenectomia é eficaz como tratamento de segunda ou terceira linha em 60% dos casos, mas apenas se a CAA for quente e a destruição dos glóbulos vermelhos ocorrer predominantemente no baço [2, 13, 14]. Habibi B et al. consideraram a esplenectomia como tratamento de segunda linha para a corticorresistência ou corticodependência em 16/46 doentes com AHAI crónica. Após um seguimento médio de 3 anos, foi observado o desaparecimento completo da hemólise em 8/16 doentes (50%) [41].

O maior risco da esplenectomia em crianças, sobretudo em bebés, é o de contrair uma infeção por microrganismos encapsulados. Antes desta intervenção, a criança deve ser vacinada contra o pneumococo, o meningococo e o *Haemophilus influenzae*. Para além disso, devem ser administradas diariamente uma ou duas doses profiláticas de penicilina oral durante pelo menos 5 anos [2].

4.5.1.3.   Rituximab (Mabthera®)

Provavelmente devido ao seu custo muito elevado, nenhum dos nossos doentes corticorresistentes beneficiou de tratamento à base de rituximab, que é um AC monoclonal quimérico anti-CD20 obtido por engenharia genética, reconhecendo o antigénio CD20 presente nos linfócitos B. Tem sido utilizado com sucesso na AHAI refractária e em doentes que não são adequados para a esplenectomia [12, 63, 81]. De facto, Giulino et al [81] relataram que, em crianças e quando não havia resposta às terapêuticas convencionais, o Rituximab foi utilizado com sucesso, dando respostas completas em aproximadamente 92% dos casos. Nos adultos, a taxa de resposta não ultrapassou os 54%. Por conseguinte, o rituximab parece ser mais eficaz no tratamento desta doença em crianças do que em adultos. No entanto, Stasi et al [82] referiram que, em adultos e crianças tratados com este agente, a resposta clínica foi de aproximadamente 85%. A taxa de sucesso não parece depender do número de tratamentos anteriores (incluindo esplenectomia), do tipo de AC ou da forma de AHAI [83].

Desde 2008, vários estudos sublinharam a utilização precoce do anti-CD20 para tratar esta doença o mais rapidamente possível (Quadros XIII e XIV).

Quadro XI: Utilização de rituximab na AHAI com aglutinina quente [23].

Anos	Número de casos	Resposta completa	Resposta parcial	Segunda linha	Terceira linha
2002	2	0/2	0/2		+
2003	5	2/5			+
2007	1		1/1	+	
2007	11	8/11	3/11		+
2009	27	8/27	17/27		+
2009	53	44/53		+	
2010	36	28/36	6/36	+	+

Quadro XII: Utilização de rituximab ou de novos medicamentos na AHAI (doença da aglutinina fria) [23].

Anos	Medicamentos	Número de casos	Resposta completa	Resposta parcial	Tendências a longo prazo
2002	Rituximab	2	2/2		Bom
2009	Eculizumab (anti-C5)	1	1/1		
2010	Rituximab	29	6/29	16/29	Bom

Com base nestes estudos, D. Rigal e F. Meyer adoptaram o seguinte consenso: na ausência de resposta à terapêutica com corticosteróides, o tratamento de segunda linha deve ser iniciado rapidamente, sem tentar prolongar ou aumentar a terapêutica com corticosteróides, propondo a esplenectomia ou a utilização de rituximab [23].

Uma observação feita num doente com doença falciforme, talassemia e politransfusão mostrou a ação favorável do rituximab tanto nos AAC como nos alo-AC. Esta observação é um exemplo do valor do rituximab em situações transfusionais dramáticas [23].

4.5.1.4. Imunossupressores

Nenhum dos nossos doentes recebeu tratamento imunossupressor.

Devido aos potenciais riscos para os doentes, o tratamento imunossupressor deve ser considerado principalmente nos casos de AHAI refractários à terapêutica com corticosteróides, esplenectomia e rituximab, ou naqueles resistentes a estes tratamentos médicos e inadequados para cirurgia [14, 17]. Os agentes terapêuticos mais frequentemente utilizados são a azatioprina e a ciclosporina, a 6-mercaptopurina e agentes citotóxicos como a vincristina e a ciclofosfamida. Globalmente, a taxa de resposta varia de 40 a 60% [2, 84].

4.5.1.5.   Imunoglobulina intravenosa (IVIG)

A IgIV foi administrada a 3 doentes da nossa série (17,6%). Não se registaram efeitos significativos.

As doses elevadas de imunoglobulina intravenosa (2 a 5 g/kg/dia) só foram registadas em estudos isolados ou pequenos estudos abertos [13, 14, 22]. Não é um tratamento de primeira linha recomendado para as IACS isoladas. Este tratamento pode ser utilizado em formas graves e resistentes aos corticosteróides. O sucesso é inconsistente, mas real [6, 12].

4.5.1.6.   Terapia transfusional

Na nossa série, quase todos os doentes (16/17) receberam transfusões de sangue, 4 dos quais eram beta-talassémicos e, por conseguinte, dependentes de transfusões. O rendimento transfusional foi bom em 4/16 casos e moderado em 8/16 doentes.

A indicação para a transfusão não se baseia apenas nos níveis de hemoglobina, mas sim na tolerância clínica da anemia. Os doentes que sofrem de anemia crónica são, na maioria dos casos, assintomáticos e geralmente não necessitam de transfusão. As transfusões são, portanto, indicadas em casos de anemia grave [2, 17].

Na série de Habibi B et al. o número de doentes com AHAI aguda foi de

34/80 (42,5%). Destes, 67,6% (23/34) necessitaram de transfusão sangüínea, que foi efetiva em apenas 5/23 pacientes. Nenhuma das IACS crónicas necessitou de transfusões sanguíneas [41].

A regra geral é, portanto, evitar as transfusões de sangue sempre que possível, devido aos seus efeitos transitórios e, sobretudo, aos seus riscos imunológicos [17].

A terapia transfusional para as IACS depara-se com vários problemas:

- O tempo de vida limitado dos glóbulos vermelhos transfundidos.

- A dificuldade com a compatibilidade cruzada é encontrar sangue compatível: a maioria dos AACs reage com todos os potenciais dadores de sangue.

- A coexistência no soro do doente de um alo-AC que pode ser mascarado pelo AAC [2, 17].

Nestas condições, a procura das bolsas de sangue "menos incompatíveis" não é geralmente útil. Em vez disso, surgem dois outros procedimentos: se o doente nunca foi transfundido, os glóbulos vermelhos transfundidos e os seus próprios glóbulos vermelhos têm a mesma sobrevida na presença de CEA e o risco de ter CEA associados é muito raro, pelo que o doente pode ser transfundido mesmo com sacos incompatíveis. Por outro lado, se a criança já tiver sido submetida a transfusões anteriores, é muito provável a coexistência de alo-AC e AAC. A técnica de adsorção é, portanto, utilizada para identificar o alo-CA associado e transfundir concentrados de hemácias fenotipados [2].

4.5.1.7.   Ácido fólico

Na nossa série, apenas 2 doentes (11,8%) receberam suplementação de folato.

Trata-se de um tratamento destinado a compensar a carência desta vitamina causada por uma atividade regenerativa elevada da medula óssea (eritropoiese acelerada) [1].

4.5.1.8.   Outros meios terapêuticos

A troca de plasma num circuito extracorporal aquecido pode ser proposta para certos portadores crónicos de aglutininas frias que são clinicamente deficientes e refractários a tratamentos mais simples [6]. Esta terapêutica tem sido utilizada com sucesso, mas a sua indicação parece estar reservada para AHAI grave não controlada por outros meios [14]. No entanto, alguns autores demonstraram que este método tem apenas efeitos limitados ao longo do tempo e é pouco provável que conduza a uma resposta clínica sustentada [4, 35].

A experiência com o transplante de células estaminais hematopoiéticas em citopenias imunes refractárias foi recentemente resumida por Pession et al, que concluíram que o transplante pode ser eficaz em cerca de metade dos casos, mas com uma elevada taxa de mortalidade (26%) [85].

A eficácia do danazol, um androgénio com uma ação androgénica fraca, foi também demonstrada no tratamento da AHAI IgG + complemento e do tipo complemento [14].

4.5.2. Caso especial de AHAI IgM "quente

A AHAI quente IgM é geralmente refractária às terapêuticas convencionais eficazes na AHAI quente IgG, incluindo esteróides, IVIG e esplenectomia. Alguns estudos demonstraram a eficácia do rituximab, do interferão alfa 2b, do eculizumab e do bortezomib no tratamento desta forma de HAIA [35].

O uso de rituximab combinado com eculizumab melhorou ainda mais o curso da doença, levando à normalização completa dos sinais clínicos e biológicos de hemólise [86].

4.5.3. Tratamento das IACS *"frias*

Apenas um caso de AHAI "frio" (HBDL) foi suspeitado nos nossos doentes. A literatura mostra que o tratamento das IACS "frias" é radicalmente diferente do das IACS "quentes". Algumas IACS, particularmente aquelas que são claramente pós-infecciosas, podem curar-se espontaneamente [12]. O tratamento terapêutico das DFA limita-se geralmente a medidas puramente sintomáticas para prevenir o frio [26]. Uma boa hidratação e diurese são também importantes para evitar os efeitos tóxicos da hemoglobinúria nos túbulos renais [2]. Em 50% dos casos, a anemia é moderada e não requer qualquer tratamento medicamentoso [87]. A terapia com corticosteróides e a esplenectomia (sendo a hemólise intra-hepática) são notoriamente ineficazes, e os fármacos imunossupressores são muito inconsistentemente eficazes na prevenção de surtos de hemólise [26].

Nas formas sintomáticas e graves da doença, o rituximab constitui uma alternativa terapêutica atractiva. Os resultados iniciais do tratamento com este agente são muito promissores, com uma resposta de cerca de 50-60%, podendo ainda ser utilizado em casos de insuficiência renal, mas alguns autores sugerem que estas respostas são geralmente de curta duração [22, 26, 87].

A combinação de rituximab e fludarabina melhorou ainda mais o prognóstico na AFM, com uma taxa de resposta global de 75% [19, 88]. Em comparação com a fludarabina, a bendamustina tem poucos efeitos adversos e uma excelente tolerabilidade clínica. A combinação de bendamustina com rituximab pode, por conseguinte, ser uma quimioimunoterapia eficaz, especialmente em doentes idosos. Gueli.A et al. demonstraram a importância desta combinação no tratamento da MAF e, em geral, da AHAI associada ao linfoma não Hodgkin [19].

4.5.4. Tratamento das IACS induzidas por medicamentos

Na nossa série, registámos um único caso de AHAI provavelmente secundária ao ibuprofeno e/ou à augmentina, com negativação do DTC e desaparecimento dos sinais de hemólise pela simples interrupção do tratamento, na ausência de qualquer outro tratamento.

De acordo com a literatura, o passo essencial é, evidentemente, deixar de tomar o medicamento. Podem ser utilizados os meios terapêuticos clássicos previstos para a AHAI clássica. A troca de plasma, que tem sido utilizada neste contexto com o objetivo de eliminar o fármaco e/ou os seus metabolitos da circulação [14, 89], deve ser objeto de uma atenção especial.

4.6. Evolução

4.6.1. Factores de prognóstico

No nosso estudo, 62,5% das IACS do tipo IgG+C3d com DTC tinham progredido para a cronicidade. Além disso, 5/8 (62,5%) dos doentes com HAI crónica tinham menos de 4 anos de idade.

Nas crianças, três factores de prognóstico, presentes desde o diagnóstico inicial, sugerem uma evolução desfavorável e a necessidade de um acompanhamento especializado rigoroso: idade inferior a 4 anos, medição de peso anormal das imunoglobulinas e CDT do tipo IgG/IgG+C3d. De acordo com a literatura, existe um maior risco de evolução crónica se o CDT for IgG ou misto na AHAI infantil [28, 39].

4.6.2. Formas progressivas

Com exceção de um único doente cuja evolução da AHAI não foi especificada, no nosso estudo distinguimos entre uma forma aguda (8/17) e uma forma crónica (8/17). De acordo com outras séries, a frequência de ocorrência destas formas varia de 25% a 77% [39, 41].

As IACS agudas evoluíram significativamente para a recuperação completa e cura em 75% dos casos (P= 0,018). Os nossos resultados estão de acordo com os relatados na literatura, uma vez que o curso das formas agudas é geralmente favorável, com a recuperação resultando no desaparecimento da anemia e na negativação do TCD [22, 39].

4.6.3. Mortalidade

Na nossa série, 9/17 doentes (52,9%) ficaram curados, enquanto 2 morreram. Estes dois casos ocorreram após uma IAC aguda pós-infecciosa (leishmaniose) de início abrupto. Séries mais antigas de IACS em crianças relataram uma elevada taxa de mortalidade (11-32%) em IACS crónicas [12]. Nos adultos, a taxa de mortalidade é mais elevada (28-70%). De facto, esta diferença pode dever-se à predominância de formas agudas transitórias, à raridade de doenças malignas associadas às IACS e, provavelmente, à boa sensibilidade das crianças aos vários agentes terapêuticos [41].

Em 2014, Vagace e colegas mostraram que, em crianças, a mortalidade por AHAI, geralmente devido a infeção, hemólise ou doença subjacente, diminuiu ao longo dos anos de cerca de 30% para menos de 5% [2]. O declínio das taxas de mortalidade ao longo dos anos está bem correlacionado com os avanços no conhecimento sobre esta doença, particularmente em termos de aspectos clínicos, biológicos e terapêuticos.

4.6.4. Complicações

Na nossa série, observámos dois tipos de complicações: lesões cardíacas ligadas ao próprio AHAI e sinais de impregnação de cortisona ligados à corticoterapia prolongada.

Além disso, tem sido referido que a duração e as doses cumulativas de corticosteróides expõem a maioria dos doentes a numerosos efeitos adversos e, em particular, a um risco acrescido de infeção. Entre as outras complicações possíveis da AHAI encontra-se um risco acrescido de trombose venosa profunda. Este risco parece ser particularmente elevado em doentes com AC antifosfolipídica e/ou história de esplenectomia [22].

Conclusão

Embora a fisiopatologia e o diagnóstico das IACS sejam agora melhor compreendidos, estas continuam a ser um grupo de doenças complexo e heterogéneo.

O mecanismo exato subjacente ao aparecimento de AHAI, quer seja idiopático ou associado a uma doença, continua a ser objeto de debate teórico. No entanto, a fisiopatologia da hemólise é atualmente bem compreendida e a correlação entre os dados serológicos clássicos e os sintomas clínicos continua a ser relevante.

O diagnóstico de AHAI baseia-se numa interpretação simples mas rigorosa dos parâmetros imuno-hematológicos, sendo também necessário um certo número de testes adicionais para não negligenciar uma patologia associada. Em casos mais complexos (quando não existem indicações iniciais, doentes com múltiplas patologias e/ou múltiplas transfusões), podem ser necessários testes mais específicos. Nestes casos, a colaboração entre clínicos e biólogos é ainda mais importante, de modo a avaliar a relevância e/ou a relação custo-eficácia esperada dos vários testes, caso a caso, e para garantir que os resultados são corretamente interpretados, particularmente em doentes recentemente transfundidos.

A imunização anti-eritrocitária representa um problema grave nos doentes com hemoglobinopatias e, por conseguinte, politransfundidos, sobretudo tendo em conta o aumento das indicações transfusionais no tratamento destes doentes. Esta situação exige a implementação de uma estratégia transfusional preventiva para garantir uma segurança óptima e uma vigilância no controlo da terapia transfusional.

Atualmente, mesmo que as novas abordagens pareçam promissoras, tanto no presente como no futuro, o tratamento da AHAI continua a depender da gravidade da anemia e da sensibilidade aos vários tratamentos utilizados. A utilização destes diferentes tratamentos continua a basear-se essencialmente na experiência dos médicos que tratam estes doentes.

O aparecimento de novas terapêuticas, como o rituximab, deverá levar a um alargamento dos regimes de tratamento e, numa primeira fase, a uma melhoria no tratamento das formas de AHAI inacessíveis aos tratamentos convencionais.

Bibliografia

1. Michel M. Anemia hemolítica autoimune quente: avanços na fisiopatologia e no tratamento. Presse Med. 2014; 43: 97-104.

2. Vagace JM , Bajo R , Gervasini G. Desafios diagnósticos e terapêuticos da anemia hemolítica autoimune primária em crianças. Arch Dis Child. 2014; 99: 668-673.

3. Mack P, Freedman J. Autoimmune Hemolytic Anemia: A History. Transfus Med Rev. 2000; 14: 223-233.

4. Grattay G. Anemia hemolítica imune causada por medicamentos. Expert Opin Drug Saf. 2012; 11: 635-642.

5. Bonnotte B. Mecanismo patogénico das doenças auto-imunes. Rev Med Interne. 2004; 25: 648-658.

6. Habibi B. Anemias hemolíticas auto-imunes. Sem ther hop. 1989; 65: 1465-1477.

7. Guitton C, Ledeist F, Tchernia G, Bader-meunier B. Anemia hemolítica autoimune e diseritropoiese revelando uma deficiência de apoptose Fas em 3 crianças. Arch Pediatr. 2006; 13: 367-370.

8. Hall AM, Ward FJ, Vickers MA, Stott LM, Urbaniak SJ, Barker RN. Interleukin-10 mediated regulatory T-cell responses to epitopes on a human red blood cell autoantigen. Blood. 2002; 100: 4529-4536.

9. Ahmad E, Elgohari T, Ibrahim H. Naturally occurring regulatory T cells and interleukins 10 and 12 in the pathogenesis of idiopathic warm autoimmune hemolytic anemia. J Investig Allergol Clin Immunol. 2011; 21: 297-304.

10. Bass GF, Tuscano ET, Tuscano JM. Diagnóstico e classificação da anemia hemolítica autoimune. Autoimmun Rev. 2014; 1486: 1-5.

11. Jarrassé C, Pagnier A, Edan C, Landman-Parker J, Mazingued F, Mansuy L et al. Doença de Hodgkin e autoimunidade em crianças: cerca de 11 observações. Arch Pediatr. 2011; 18: 376-382.

12. Aladjidi N, Leverger G, Pariente A, Bader-Meunier B, Le Deist F, Colin Y et al. Epidemiologia da anemia hemolítica autoimune em crianças: dados franceses. Arch Pediatr. 2006; 13: 511-521.

13. Philippe P. Diagnóstico e tratamento da anemia hemolítica autoimune. Presse Med. 2007; 36: 1959-1969.

14. Le Pennec PY, Rouger P. Anémies hémolytiques immunologiques: De l'autoimmunité à l'immunisation anti-médicaments. Transfus Clin Biol. 1995; 2: 123-133.

15. Zeerleder S. Anemia hemolítica autoimune - um desafio diagnóstico e terapêutico. Forum Med Suisse. 2010; 10: 626-633.

16. Berentsen S, Beiske K, Tjonnfjord GE. Doença crónica primária da aglutinina fria: uma atualização da patogénese, caraterísticas clínicas e terapia. Hematol. 2007; 12: 361-370.

17. Packman CH. Anemia hemolítica devido a auto-anticorpos quentes. Blood Rev. 2008; 22: 17-31.

18. Lambert JF, Nydegger UE. Geoepidemiologia da anemia hemolítica autoimune. Autoimmu Rev. 2010; 9: 350-354.

19. Gueli A, Gottardi D, Hu H, Ricca I, De Crescenzo A, Tarella C. Eficácia

do rituximab-bendamustina na anemia hemolítica por aglutinina fria refractária à quimio-imunoterapia anterior: relato de um caso. Blood Transfus. 2013; 11: 311-314.

20. Grimaldi D, Limal N, Noizat-Pirenne F, Janvier D, Godeau B, Michel M. Coombs IgA autoimmune haemolytic anaemia revealing hepatitis C virus infection. Rev Med Interne. 2008; 29: 135-138.

21. Bernard C, Bollotte A, Bricca P , Vial T, Broussolle C, Sève P. Les anémies hémolytiques immunologiques médicamenteuses : étude rétrospective de 10 observations. Rev Med Interne. 2014; 4785: 1-11.

22. Michel M. Caraterísticas das anemias hemolíticas auto-imunes com anticorpos "quentes" e síndrome de Evans em adultos. Presse Med. 2008; 37: 1309-1318.

23. Rigal D, Meyer F. Anemias hemolíticas auto-imunes: diagnóstico biológico e novas abordagens terapêuticas. Transfus Clin Biol. 2011; 18: 277-285.

24. Palla AR, Khimani F, Craig MD. Anemia hemolítica autoimune quente com um teste direto de antiglobulina positivo para C3 e negativo para IgG: um estudo de caso e revisão analítica da literatura sobre incidência e gravidade. Clin Med Insights Case Rep. 2013; 6: 57-60.

25. Moncharmont P, Sanchez C, Dijoux L, Neyraval N, Rigal D. Prevalência de auto-anticorpos IgA anti-células vermelhas do sangue observados através do teste direto de antiglobulina. Immunol Anal Biol Spec. 2008; 23: 58-60.

26. SekkachY , Hammi S , Elqatni M, Fatihi J , Elomri N, Mekouar Fet al.

Eficácia exemplar do rituximab num caso de anemia hemolítica por auto-anticorpos frios. Ann Pharm Fr. 2011; 69: 205-208.

27. Valentine L, Constance G, Garcon L , Bertrand G, Michel M. Anemia hemolítica em adultos: principais causas e abordagem diagnóstica. Presse Med. 2011; 40: 470-485.

28. Leverger C, Fischer A, Revillon Y, Griscelli C. Anemia hemolítica autoimune em crianças. 14 relatos de casos. Arch Fr Pediatr. 1984; 41: 665-671.

29. Genty I, Michel M, Hermine O, Schaeffer A, Godeau B, Rochant H. Caraterísticas das anemias hemolíticas auto-imunes em adultos: análise retrospetiva de uma série de 83 doentes. Rev Med Interne. 2002; 23: 901-909.

30. Nathalie A, Guy L, Leblanc T, Picat MQ, Michel G, Bertrand Y et al. New insights into childhood autoimmune hemolytic anemia: a French national observational study of 265 children. Haematol. 2011; 96: 655-663.

31. Giovannetti G, Pauselli S, Barrella G, Neri A, Antonetti L, Gentile G et al. Anemia hemolítica autoimune quente grave devida a auto-anticorpo anti-Jka associado a infeção por Parvovírus B19 numa criança. Blood Transfus. 2013; 11: 634-635.

32. Bercovitz RS, Macy M, Ambruso DR. Um caso de anemia hemolítica autoimune com especificidade anti-D em um ano de idade. Immunohematology. 2013; 29: 15-18.

33. Eddou H, Helissey C, Konopacki J, Souleau B, de Revel T, Malfuson

JV. Síndrome de Evans: cuidado com o sobrediagnóstico. Rev Med Interne. 2012; 33: 155-158.

34. Segel GB, Lichtman MA. Anemia hemolítica autoimune negativa para o teste de antiglobulina direta ("Coombs"): uma revisão. Células Sanguíneas Mol Dis. 2013; 16: 19.

35. Chao MP, Hong J, Kunder C, Lester L, Schrier SL, Majeti R. Anemia hemolítica autoimune mediada por IgM quente refratária associada à síndrome de Churg-Strauss responsiva ao eculizumab e rituximab. Am J Hematol. 2014; 45: 1-4.

36. Oytip N, Sriwanitchrak P, Tubrod J, Kupatawintu P. Eluições de anticorpos em doentes tailandeses com um teste de antiglobulina dircto positivo. Blood Transfus. 2011; 9: 306-310.

37. Kumar KJ, Kumar HCK, Manjunath VJ, Arun V. Anemia hemolítica autoimune devido à infeção por varicela. Iran J Pediatr. 2013; 23: 491-492.

38. Vaglio S, Arista MC, Perrone MP, Tomei G, Testi AM, Coluzzi S. Anemia hemolítica autoimune na infância: caraterísticas serológicas em 100 casos. Transfusion. 2007; 47: 50-54.

39. Jezequel Ch, Le Gall E, Patillon S, Guerin MN. Anemias hemolíticas auto-imunes em crianças: 14 casos. Rev Pediatr. 1986;125: 51-58.

40. Tantawy AAG, Al-Tawil MM. Espectro e resultado da anemia hemolítica autoimune em crianças: experiência de um único centro em 10 anos. Eg J Haematol. 2014; 39: 20-24.

41. Habibi B, Homberg JC, Schaison G, Salmon C. Autoimmune Hemolytic Anemia in Children: A Review of 80 Cases. Am J Med. 1974; 56: 61-69.

42. McGann PT, McDade J, Mortier NA, Combs MR, Ware RE. Anemia hemolítica autoimune mediada por IgA num lactente. Pediatr Blood Cancer. 2011; 56: 837-839.

43. Sokol RJ, Hewitt S, Stamps BK, Hitchen PA. Autoimmune haemolysis in childhood and adolescence. Ata haematol. 1984; 72: 245-257.

44. Goudemand M, Salmon C. Autoimmune haemolytic anaemias. In: Immuno-hématologie et immunogénétique. Paris: Flammarion; 1980: 393411.

45. Oucheri M, Chakroun T, Abdelkefi S , Houissa B, Romdhane H, Jemni Yaacoub S. Autoimunização anti-D em um paciente com D fraco tipo 4.0. Transfus Clin Biol. 2013; 15: 1-4.

46. Kaneko S, Sato M, Sasaki G, Eguchi H, Oishi T, Kamesaki T et al. Caso de anemia hemolítica autoimune negativa para o teste direto anti-globulina associado ao citomegalovírus. Pediatr Int. 2013; 43: 785-788.

47. Shizuma T. Um paciente com cirrose hepática alcoólica que desenvolveu anemia hemolítica autoimune após infeção por influenza tipo A. JSM Biotechnol Bioeng. 2014; 2:1-3.

48. Chen H, Jia XL, Gao HM, Qian SY. Apresentação comórbida de nova gripe A (H1N1) grave e síndrome de Evans: um relato de caso. Chin Med J. 2011; 124: 1743-1746.

49. Schoindre Y, Bollée G, Dumont MD , Lesavre P, Servais A. Síndrome

de aglutinina fria associada a uma infeção por influenza A H1N1 de 2009. Am J Med. 2011; 124: 1-2.

50. Gruson B, Veyssier P, Coquin-Radeau E, Juszczak M, Darnige L. Autoimmune hemolytic anemia caused by IgG cold agglutinins after infectous mononucleosis. Rev Med Interne. 2004; 25: 764-772.

51. Calvaruso V, Craxi A. Immunological alterations in hepatitis C virus infection (Alterações imunológicas na infeção pelo vírus da hepatite C). World J Gastroenterol. 2013; 19: 8916-8923.

52. Thapa R, Ghosh A. Childhood autoimmune hemolytic anemia following hepatitis E virus infection. J Paediatr Child Health. 2009; 45: 71-72.

53. Rafalli J, Harmouche H, Benjilali L, Tazi-Mezalek Z, Adnaoui M, Aouini M et al. Anemia hemolítica autoimune: Uma revelação invulgar do vírus da imunodeficiência humana. Presse Med. 2010; 39: 840-842.

54. Edmar A, Piyarali S, Boumahni B, Bangui A, Renouil M. Autoimmune haemolytic anaemia and Mycoplasma pneumoniae pneumonia. Arch Pediatr. 1997; 4: 1016-1022.

55. Erduran E, Bahadir A, Gedik Y. Kala-Azar associado a anemia hemolítica autoimune positiva de Coombs em doentes provenientes da área andémica da doença e tratamento bem sucedido destes doentes com anfotericina B lipossómica. Pediatr Hematol Oncol. 2005; 22: 349-355.

56. Mahajan V, Marwaha RK. Hemólise Imunomediada na Leishmaniose Visceral. J Trop Pediatr. 2007; 53: 284-286.

57. Braham D, Klii R, Bouteraa W, Harzllah O, Graja S, Mahjoub S. Leishmaniose visceral associada a anemia hemolítica por auto-

anticorpos quentes. Rev Med Interne. 2008; 29: 380-381.

58. Nozzi M, Del Torto M, Chiarelli F, Breda L. Leishmaniose e doenças auto-imunes em idade pediátrica. Cell Immunol. 2014; 292: 9-13.

59. Teulade J, Gay C, Rabeyrin H. Um dilema de diagnóstico: leishmaniose visceral com hiperglobulinemia e teste de Coombs positivo mascarada de hepatite autoimune numa menina de três anos. Rev Med Interne. 2008; 29: 85-88.

60. Zuckerman A. Current Status of the Immunology of Malaria and of the Antigenic Analysis of Plasmodia A Five-Year Review (Situação atual da imunologia da malária e da análise antigénica dos plasmódios: uma revisão de cinco anos). Bull Wld Hlth Org. 1969; 40: 55-56.

61. Singh D, Gupta V, Acharya S, Mahajan SN, Verma A. Um caso de malária por plasmodium vivax associado a anemia hemolítica autoimune grave. Ann Trop Med Public Health. 2012; 5: 133-136.

62. Johnson AS, Delisca G, Booth GS. Anemia hemolítica autoimune quente secundária à infeção por Plasmodium ovale: relato de caso e revisão da literatura. Transfus Apheresis Sci. 2013; 49: 571-573.

63. Delphine G, Busse JB, Cunningham-Rundles C, Galicier L, Dechartres A,
Berezne A et al. Eficácia e segurança do rituximab nas citopenias imunes associadas à imunodeficiência comum variável: um estudo retrospetivo estudo multicêntrico em 33 pacientes. Br J Haematol. 2011; 155: 498-508.

64. Park CY, Chung CH. Um doente com Síndrome de Evans de Tipo Misto:

Eficácia do Tratamento com Rituximab. J Korean Med Sci. 2006; 21: 1115-1116.

65. Sève P, Broussolle C, Pavic M. Imunodeficiências primárias e citopenias auto-imunes em adultos. Rev Med Interne. 2013; 34:148-153.

66. Ben Amor I, Louati N, Khemekhem H, Dhieb A, Rekik H, Mdhaffar M et al. Imunização anti-eritrocitária em hemoglobinopatias: cerca de 84 casos. Transfus Clin Biol. 2012; 19: 345-352.

67. Guirat-Dhouib N, Mezri M, Hmida H, Mellouli F, Kaabi H, Ouderni M et al. Elevada frequência de autoimunização entre os doentes tunisinos com talassemia dependentes de transfusão. Transfus Apher Sci. 2011; 45:199-202.

68. Kim I, Lee JY, Kwon JH, Jung JY, Song HH, Park Yl et al. Um caso de anemia hemolítica autoimune associada a um teratoma do ovário. J Korean Med Sci. 2006; 21: 365-367.

69. Guillaume N, Alimardani G, Chatelain D, Henry X, Claisse JF. Desaparecimento de auto-anticorpos indutores de hemólise após ressecção de um tumor do estroma gástrico Descrição de um caso e revisão da literatura. Rev Med Interne. 2003; 24: 131-135.

70. Glorieux I, Chabbert V, Rubie H, Baunin C, Gaspard M, Guitard J et al. Anemia hemolítica autoimune associada a um teratoma maduro do ovário. Arch Pediatr. 1998; 5: 41-44.

71. Grigoriadis C, Tympa A, Liapis A, Hassiakos D, Bakas P. Anemia hemolítica autoimune induzida por alfa-metildopa no terceiro trimestre da gravidez. Case Rep Obstet Gynecol. 2013; 2013: 1-2.

72. Salmeron G, Molina TJ, Fieschi C, Zagdanski AM, Brice P, Sibon D. Anemia hemolítica autoimune e linfoma de Hodgkin predominante em linfócitos nodulares: uma associação rara. Case Rep Hematol. 2013; 2013: 1-5.

73. D'Arena G, Guariglia R, La Rocca F, Trino S, Condelli V, De Martino L et al. Autoimmune Cytopenias in Chronic Lymphocytic Leukemia. Clin Dev Immunol. 2013; 2013: 1-8.

74. Moreno C, Hodgson K, Ferrer G, Elena M, Filella X, Pereira A et al. Citopenia autoimune na leucemia linfocítica crónica: prevalência, associações clínicas e significado prognóstico. Blood. 2010; 116: 47714776.

75. Zent CS, Kay NE. Autoimmune Complications in Chronic Lymphocytic. Best Pract Res Clin Haemato. 2010; 23: 47-59.

76. Barbaryan A, Iyinagoro C, Nwankwo N, Ali AM, Saba R, Kwatra SG et al. Anemia hemolítica induzida por ibuprofeno. Case Rep Hematol. 2013; 2013:1-3.

77. Garratty G , Arndt PA. Uma atualização sobre a anemia hemolítica imune induzida por medicamentos. Immunohematol. 2007; 23: 105-119.

78. Bardon J, Mirault T, Hessaine S, Minozzi C, Rappoport M, Messas E et al. Rifampicina, uma causa excecional de anemia hemolítica induzida por medicamentos. Rev Med Interne. 2010; 31: 479-480.

79. David S. Anemia e medicação. Rev fr allergol. 2009; 49: 44-48.

80. Chauffrey L, Chamouni P, Bégarina L, Benhamoua Y, Cailleuxa N,

Borg JY et al. Síndrome MYH9 e anemia hemolítica autoimune: uma associação casual. Rev Med Interne. 2012; 33: 99-102.

81. Giulino LB, Bussel JB, Neufeld EJ. Tratamento com rituximab em doenças hematológicas benignas e malignas em crianças. J Pediatr. 2007; 150: 338-344.

82. Stasi R. Rituximab em doenças hematológicas auto-imunes: não apenas uma questão de células B. Semin Hematol. 2010; 47: 170-179.

83. Penalver FJ, Alvarez-Larran A, Diez-Martin JL, Gallur L, Jarque I, Caballero D et al. O rituximab é uma alternativa terapêutica eficaz e segura em adultos com anemia hemolítica autoimune refractária e grave. Ann Hematol. 2010; 89: 1073-1080.

84. Sobota A, Neufeld EJ, Lapsia S, Bennett CM. Resposta à mercaptopurina para citopenias auto-imunes refractárias em crianças. Pediatr Blood Cancer. 2009; 52: 80-84.

85. Pession A, Zama D, Masetti R, Gasperini P, Prete A. Transplante de células estaminais hematopoiéticas para curar crianças com doenças auto-imunes graves: é uma opção válida. Pediatr Transplant. 2012; 16: 413-425.

86. Swiecicki PL, Hegerova LT, Gertz MA. Doença da aglutinina fria. Blood. 2013; 122: 1114-1121.

87. Palombi M, Niscola P, Trawinska MM, Scaramucci L, Giovannini M, Perrotti A et al. Remissão de longa duração induzida por rituximab em dois casos de anemia hemolítica autoimune refractária devida a aglutininas frias. Blood Transfus. 2009; 7: 235-236.

88. Berentsen S. Terapia para a doença crónica da aglutinina fria: perspetiva de novas melhorias. Blood Transfus. 2013; 11: 167-168.

89. Garratty G. Anemia hemolítica imune associada à terapia medicamentosa. Blood Rev. 2010; 24: 143-150.

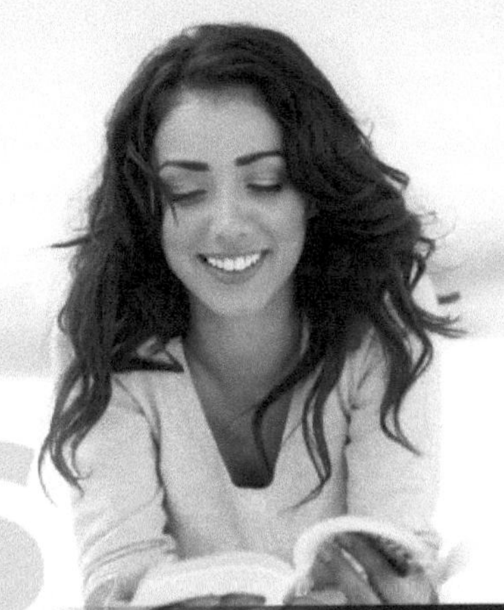

Buy your books fast and straightforward online - at one of world's fastest growing online book stores! Environmentally sound due to Print-on-Demand technologies.

Buy your books online at
www.morebooks.shop

Compre os seus livros mais rápido e diretamente na internet, em uma das livrarias on-line com o maior crescimento no mundo! Produção que protege o meio ambiente através das tecnologias de impressão sob demanda.

Compre os seus livros on-line em
www.morebooks.shop

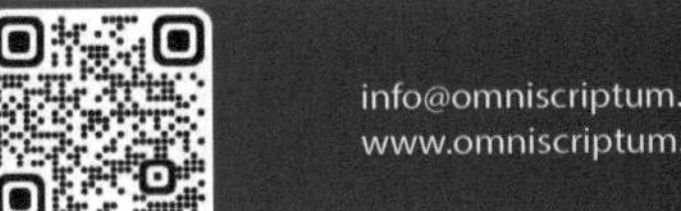

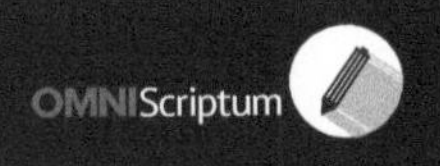

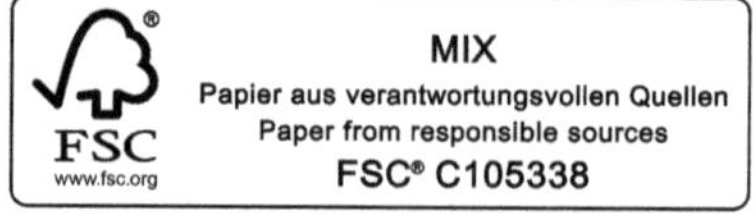

Printed by Books on Demand GmbH, Norderstedt / Germany